百岁培养计划

健康长寿的 7 大方案

[日]林英惠＿著　　贾耀平＿译

THE ART OF BEING
HEALTHY

北京联合出版公司 · 脉音
Beijing United Publishing Co.,Ltd.

图书在版编目（CIP）数据

百岁培养计划：健康长寿的7大方案 /（日）林英惠
著；贾耀平译. -- 北京：北京联合出版公司，2024.
12. -- ISBN 978-7-5596-7754-9

Ⅰ. R161.7

中国国家版本馆CIP数据核字第2024AH5569号

百岁培养计划：健康长寿的7大方案

[日] 林英惠　著

贾耀平　译

出　品　人：赵红仕
出版监制：刘　凯　赵鑫玮
策划编辑：赵璧君
责任编辑：李建波
封面设计：今亮後聲 HOPESOUND
内文制作：聯合書莊

关注联合低音

北京联合出版公司出版
（北京市西城区德外大街83号楼9层　100088）
北京联合天畅文化传播公司发行
北京美图印务有限公司印刷　新华书店经销
字数231千字　710毫米×1000毫米　1/16　19印张
2024年12月第1版　2024年12月第1次印刷
ISBN 978-7-5596-7754-9
定价：78.00元

前　言

>>> 找到通往健康的"真经之路"

你想不想健健康康地过完人生的每一天？

你有没有什么想戒却戒不掉的有害健康的习惯，想坚持却坚持不下去的好习惯？

如果你想过好每一天，如果你想养成好习惯，戒掉坏习惯，那面前的这本书就是你的不二之选。

那些想健康长寿地活着的人对自己应该做些什么不是很清楚。很多人感觉为了健康确实有必要去控糖、多吃蔬菜、多运动、少饮酒、保证睡眠质量等。

这些小事看似做起来没有难度，可是为什么你还是做不好呢？是意志薄弱，还是努力不够？

答案是：都不是。

要达到健康的目的是需要技巧的。因为把正确的健康方法切实地转化为行动，并能持之以恒，是要**讲究技巧的**。

所谓的"健康技术"，就是把保持健康的必要方法实际实施的技术。简单来说指的就是结合自身特点和所处环境，在生活中实践做什么（WHAT）、如何做（HOW）才能保持健康的科学技术（见图1）。

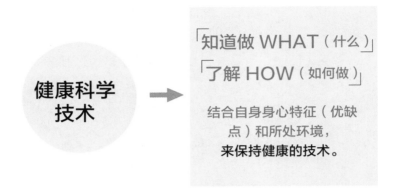

图1　什么是健康技术

现在市面上有大量从饮食、运动、睡眠、缓解压力以及戒烟控酒等方面讲述如何保持健康的书籍。**想要健康，就需要有科学技术去看清楚哪条路才是真正的健康之路。但仅仅知道正确保持健康的方法并不意味着就能过上健康的生活。因此，想过上健康的生活，最重要的是选择健康的生活方式，并且持之以恒。**那么，如何才能丢掉有害健康的坏习惯？如何才能养成健康的好习惯呢？本书将在有科学依据（医学证据）的基础上为大家回答这两大难题。

关于如何丢掉坏习惯的方法，以及如何简单轻松地长期坚持健康习惯的方法，世界各地的研究人员一直都在孜孜以求，并且累积了不少经验和成果。

本书并非我个人的经验、主张或是什么专家、权威的个人意见，而是基于目前的医学界的研究成果得出的"证据"（科学依据）写出来的。也就是说内容是可靠的，是有事实依据的（书中涉及个人意见的地方会做明显提示）。

那些曾经为了健康做了很多工作却无济于事的人，或是再也忍受不了烦琐的方法和劳心费神训练的人，大可不必过于担心。全世界都在为同样的事烦恼，不是只有你一个人。

如果你和另一个自己在"健康之战"中屡屡受挫，不妨试试这种讲证据的方法。

>>> 如何精力饱满地过好每一天

其实，首先提出"健康生活需要科学技术"的说法的并不是我。古代日本就有人提出了这个真知灼见。早在日本江户时期，福冈藩学者贝原益轩[1]在他的超级畅销书《养生训》[2]中就讲过，人要想幸福长寿，就需要"术"，健康习惯只有付诸实践才真正有效果。随着科学技术的发展，在之后的300年，人们并没有停止对健康的研究，以至于积累了各种各样的理论和成果。我之所以写下这本书，就是在向先人致敬的同时，想就有关健康的科学技术，以基于证据的方式传达给大家。

提到"证据"，我们可能觉得这是个舶来词。日本花牌[3]中有一句谚语叫作"事实胜于雄辩"。正如这句谚语所表达的一样，日本江户时代（1603—1868）后期，人们很清楚，无论多么高妙的见解和主张，都不如"事实"重要。这里的"事实"，用现代话说就是"证据"。

在关乎生命健康的领域中，讲求科学依据很重要。应该做什么，

1　贝原益轩（1630—1714），日本江户时代的著名儒学家，也广泛涉猎自然科学领域，著有《大和本草》《养生训》《和俗童子训》等。——译者注
2　在《养生训》中，贝原益轩根据自身经验总结的利用精神修养和自然疗法保持健康的方法，其基本理念是"保持元气"，即用节制的方式来保持健康。——译者注
3　日本花牌：又称歌留多、伊吕波纸牌，是帮助儿童熟记谚语的一种游戏纸牌。——译者注

应该如何做的证据非常重要。因为做出最诚实的、最正确的、最明智的、最佳的判断需要证据。比如说疾病的治疗，当你去看病时，医师就药物种类、吃药次数和治疗方案，朝着治愈和缓解症状的目标建立最好的治疗计划。这个治疗计划通常都是以世界范围内的研究成果为依据，建立在最新且最适合的主张基础上的（至少他们在医学院学习时老师是这么教的）。它有一个专业术语叫作**"循证医学"**。这是一种基于客观数据而不是医师个人经验或感觉进行诊疗的思维方法。

在论述科学依据的重要性上，有一个人是不得不提的，他就是既是医师也是教授的阿奇博尔德·科克伦（Archibald L. Cochrane，1909—1988）。20 世纪 70 年代，他对一直以来临床医疗中绝大部分的诊疗决策都是在医生的直觉、经验或是生物科学理论的基础上作出的状况提出了质疑。了解人体发病机制很重要。随着医疗技术的发展，出现了各种不同的诊疗方法，医学对人体的了解也越来越深。很多理论上行得通但必须进行临床实践的情况越来越多，也就是说不能全部依靠医生的直觉和经验的情况逐渐增多。比如说本应该是最佳方案的诊疗却没有效果，或是越治疗情况越恶化的情况时有发生。于是，科克伦教授挺身而出，要打破这种局面。

科克伦教授认为，"研究者应该系统地分析各种数据和主张，并共享于全世界"。他还大力宣传临床基于证据诊疗的重要性，并建立了共享结构，而这个机构就是现在被称为拥有最高质量的科学依据，且汇集了系统性严格评审结果的数据库——科克伦循证医学数据库的前身。

之后，经过支持科克伦教授主张的众多医生和研究者将近 20 年的努力，终于在 1991 年，"循证医学"一词在论文中第一次被公开发表了。而这也只是 30 多年前的事情。"不尝试就无了解"的病例在客观数据和统计学分析下得以共享于全世界，通过该数据库为患者提供最佳诊疗方案的重要性，获得了广泛的关注和肯定。

同样的道理，**在预防疾病上，基于循证医学的战略也很重要**。将其作为支柱之一进行研究的正是**公共卫生（Public Health）领域**。这个是翻译过来的词。"Public"指的是大众、公众，"Health"是指健康。公共卫生领域指的是处理有关大众健康问题的领域，这样解释就很容易理解了。"卫生"一词可能让大家感觉是指没有细菌、病毒的清洁环境，但也可以说是那个由细菌、病毒引起的传染病还是一大健康问题的时代的遗留物。

如今这个时代，除各种传染病的威胁外，不健康的生活习惯也对人体健康造成越来越大的危害。因此，从防治传染病，到日常培养健康生活习惯，我们都要讲究科学举措，加强疾病预防，促进健康生活。通过科学举措，保护大众健康，建立更健康的社会环境，是现代公共卫生建设的一大目标。本书也将着眼于日本社会的必要健康举措和以健康为目的的生活习惯。

我记得自己在哈佛大学公共卫生学院上第一节课时，听老师讲过，"在医学领域，挽救一位病人的生命，科学依据的重要性自不待言。在对待研究超过几百、几千甚至几万个生命的公共卫生领域，如果不理解科学依据的重要性而擅自行动的话，就像无证行医一样，罪大恶极"。

"什么是获得健康的真正必要条件？""如何才能戒掉坏习惯？""如何才能养成好习惯？"面对这些问题，全世界的许多科学家赌上自己的一生去做研究。然而令人遗憾的是，这些研究宝库中的珍贵信息并没有传播得多广、多远，反而是那些毫无科学依据的错误信息在光天化日下大行其道。

本书首先基于行为科学的思维方法，说明了健康好习惯的养成"机关"。然后总结了最新的科学依据——如何才能在饮食、运动、睡眠、缓解压力和戒烟控酒上形成健康的好习惯。然后介绍了几个判断接二连三面世的"健康方法"好坏的技巧。

>>> 寻找并实践健康的"真相"

以前，我作为哈佛大学公共卫生学院的社会行为科学系的学生，主要研究和实践人如何活得更健康和幸福的方法，后来，我也是从该系毕业的第一位公共卫生专业的日本女博士。同时，我已经在一家总部位于纽约、全球一百多个国家设有分社的广告公司工作了14年。

之后，我开始创业，面向政府机构、自治团体和企业做健康措施的战略开发和咨询顾问，同时也在做相关的学术研究。

我的专业是社会流行病学、行为科学、健康传播学。从事的具体工作简而言之就是分析什么东西对健康有益，什么东西对健康有害（社会流行病学），逐步探索人们能更快更容易地养成健康生活习惯的方法（行为科学），普及并评价实际令人满意的好方法（健康传播学）。

我大学毕业后很久没找到工作，几经周折才遇到了现在的工作，当初并没有想过要去读博士，更遑论当个研究人员了。但是现在我觉得所有的机缘巧合都是顺理成章的。我从小就是一个不把东西搞清楚就誓不罢休的人，还有个外号叫"十万个为什么"，总是想把那些感兴趣的东西弄得一清二楚、明明白白才行。从懂事起，我就好奇人生活的方式和人的生命，思考人为什么会出生，又为什么会死亡的问题。当过尼特族[1]，也做过自由职业者。在27岁时，我进入哈佛大学公共卫生学院，攻读硕士学位。4年间，我一边在广告公司上班，一边学习硕士课程，之后又修完了博士课程，直至现在。

把那些给我的人生带来重大影响的机构的关键词串联起来，就代表了我的使命。哈佛大学的标志中刻有"VERITAS"，这是拉丁文，表

1　尼特族（NEET）：NEET 的全称是 Not currently engaged in Employment, Education or Training，指一些不升学、不就业、不进修或不参加就业辅导，终日无所事事的族群。

示"真相"。恰巧我从事了 14 年的工作的标志是"truth well told",意思是"诚实地传播真相"。而且，我自己成立的工作室的名称是"down to earth"，意思是"易亲近的，实践性的"。这些关键词串联起来就是：依靠公共卫生学的研究，探寻健康领域的真相，并诚实地传播这些真相，进一步以实践的形式回馈社会。因此，我的最终目标就是建立一个人人都能终其天年的社会。

让公共卫生学的专家们高兴的是，大家正在变得健康起来，或者说好像变得健康起来了。具体来说，这个代表人可以不受疾病束缚，健健康康地活下去的指标——健康寿命在延长，也切实感到人们抽烟率在下降。另外，每到节假日，我就能看见很多老人、孩子聚集在公园里锻炼身体。我也知道附近的中华料理店的菜单上增加了蔬菜、糙米或粗粮等新菜式，等等，这些变化都是我亲眼所见、亲耳所闻的。

搞公共卫生学的人与医生不同，首先我们不会遇见什么抢救眼前生命等惊心动魄的场面。但每当看见有报道称抽烟率下降，将来可能患心脏病的人会减少几十万的新闻，或是发现抽烟成瘾的朋友居然在戒烟的情形，我心中的喜悦之情便会油然而生。

另一方面，每当目睹身边的人因不注意健康而染上本可预防的疾病，或是做出一些本心没错却方法不得当的行为举止时，那种"有心无力感"也深深刺痛着我，让我焦虑担忧。

告诉别人想要健康"必须做什么""绝不能做什么"这种话从某种意义上来看就是多管闲事。即便是这些话能让有些人预防某些疾病，也绝不会像医生一样获得诚心的感谢，十有八九还会被呛一句"少管闲事！"。但即使如此，即使会招人嫌弃，我还是要坚持"多管闲事"。因为从每天接触的数据和研究中，我深知如果坚持不良生活习惯，很多人有很大概率会患病，我也深感日常生活习惯的重要性，同时也对健康的来之不易以及人生的冷酷无情深有体会。

因为工作关系，我常在日本和美国之间奔波。这几年出现了一个我关心的情况——有越来越多的人向我倾诉他们关于健康问题的烦恼。

比如说，因为我的母亲在烹饪培训班做老师，我也常去培训班露脸。那里的学员也常常问我一些健康方面的问题。"常听电视或报纸说某某东西有益健康，这是真的吗？"我调查之后才发现，他们口中的那些东西很多都没有确凿的科学依据，甚至有的还对健康有害。还有人告诉我："心里知道必须怎么做，可是现在生活中既没时间，又觉得搞起来太麻烦。"

有关健康的烦恼大致分为两种：①对自己实践的健康方法本身感到迷惑；②知道健康方法却不知道如何付诸实践。

有这两种烦恼也是无可厚非的。现在市面上有关健康的信息多如牛毛，层出不穷。从行为科学、心理学或市场营销学的角度来看，很多健康情报确实在理论上是头头是道、有理有据的，大众看得眼花缭乱也在情理之中。连公共卫生学的研究人员也要花上几年的时间去培养和锻炼自己"研究的眼光"——分析哪种健康方法真的行之有效，才能获得相应的学位。因此，想要认清真正的健康方法是需要长时间的训练的。普通人想"迅速地"找出正确的健康信息，简直是难于上青天。

而且，即使找到了正确的健康方法，能不能养成健康的行为习惯，主要还得看环境的力量，不能一概归咎到个人身上。想从形形色色的诱惑中找到并实践正确的健康方法，这是需要技巧（窍门、技术）的。

公共卫生学其实也是研究如何才能养成这种技能的学问。但是，这种养成健康习惯的"实践"性科学依据并没有多少人知道。因此，很多人把无法践行健康生活方式的原因归结为意志力薄弱、懒散怠惰、没有自控力，等等。

而且，要想达到健康状态，不能只做某些特定的行为，它需要的是综合能力。比如说每天好好运动，却在一日三餐上随便对付过去，或是很讲究吃喝却完全不运动，这两种状态都不是健康的状态。市面上有很多有关饮食、运动、解压等领域的健康方法的书籍。但是据我所知，以科学依据为基础，从科学的角度综合性地汇总如何才能改变坏习惯养成好习惯的书籍还没有出现。因此，大家不知道养成好习惯该从哪里着手也是无可厚非的。

我撰写本书的目的，就是彻底解决有关"做什么""怎么做"这些健康问题的烦恼。我专门钻研健康领域中的习惯形成和改变行为习惯的方法。想要正确的方法就要首先知道该做的内容。因此在"what"上，我也是得到了众多活跃在健康领域一线的研究人员的大力协助才得以完成的。

我在本书中收集汇总了当下最新的有关健康的观点和主张，以及科学依据，但有关"what"的这方面，各个领域的科学依据更新迭代较为频繁。如果大家能在新的科学依据的基础上，将我提出的意见付诸实践，我会备感荣幸。

目　录

第 5 章　　**方案 4　　运动**　　卧动平衡，
健康身体

第 6 章　　**方案 5　　睡眠**　　专业的睡眠法和休息法，
事半功倍

健康的
科学依据

科学并没有你想象的
那么黑白分明

事实胜于雄辩。

—— 日本花牌

明智的人根据证据的多少
来确定信仰的深浅。

—— 大卫·休谟（苏格兰哲学家）

>>> 健康长寿的科学依据究竟是什么

这本书的关键词是"科学依据"。我从文科世界转入到科学世界后，常常惊讶于科学世界的众多"常识"，**其中最让我震惊的一个是科学世界有证明的强弱之分，另一个则是科学世界并没有我们想象的那么黑白分明。**

英语"evidence"翻译成日文后其意思就是**"依据"**。近些年，这个词也常常出现在医学界。很多人认为只要是证据都是严谨周密的，这确实没错，不过最重要的是接下来的问题，医学和公共卫生学界会根据研究方案的设计来评价科学依据的力度（质量好坏）。质量的好坏决定证据的强弱，并由此对其划分等级。

下图（图2：证据等级金字塔）即是分类图，在这个金字塔中，越靠上，科学依据可靠性的力度越高，越靠下，力度越低（注：把证据进行分层本身尚存争议，但按等级讲会容易理解，本书即按证据等级来讲）。

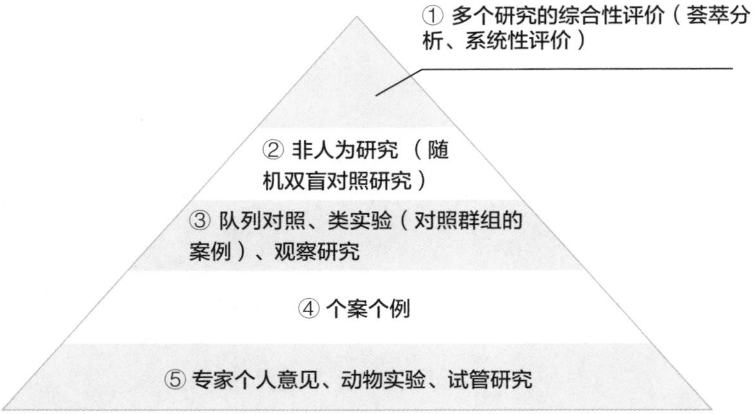

① 多个研究的综合性评价（荟萃分析、系统性评价）

② 非人为研究（随机双盲对照研究）

③ 队列对照、类实验（对照群组的案例）、观察研究

④ 个案个例

⑤ 专家个人意见、动物实验、试管研究

图 2　证据等级金字塔

出处：由笔者参考福井次矢《基于证据的指导路线》，日本内科学会杂志，2010：第 99 卷（第 12 号），Ho PM, Peterson PN, Masoudi FA. Evaluating the evidence: is there a rigid hierarchy? Circulation. 2008; 118(16):1675–84. 制作。

　　我担心的是日本的很多"健康资讯"都是没有基于该证据等级金字塔（也就是说并没有经过严谨的科学性论证）而出现的。该金字塔中处于最低级的科学依据（专家个人意见）被当作一本正经的"健康资讯"而大行其道。我们常常听到"因为某位老师在电视上讲过""根据某个委员会的报告来看"的传言。其实，只要是没有严密数据和研究结果作为依据，或是没有正确的解释说明，哪怕出自什么专家或权威机构之口，在证据上都是力度最弱的（即图 2 中的⑤）。

　　另一个值得警惕的是把老鼠等动物的实验结果直接套用在人体上（不管有没有做过人体实验）。比如说我们常常看见某些商品的广告词中讲："已经发现某某物质能抗老化！"其实仔细看看就会发现，原来这个结论只是来自小白鼠实验。从动物实验中得出的结论未必就能在人身上获得相同的结果。同样，像一些自称"某某物质在实验中对某某现象起作用了！"的宣传口号听起来挺"科学"，但是，这种仅仅在实验室的试管中获得的研究结论很难直接套用在以人为对象的实验领域，同上面提到的一样，也属于专家意见这一力度最弱的证据。**最重要的是我们不能上当，不要被所谓专家机构的名头和知名度以及仅在动物或试管上得出的实验结果所蒙骗。**

再往上一层就要考虑个例个案（图 2 中的④）。在这一层中，调查对象是人，比动物或试管的实验结果更值得信赖，但这里也需要注意一点——不能把仅仅一个人或几个人为对象的研究结果以点盖面，直接推定到更多人身上。

在这里要顺便提一句，我们偶尔在电视上看见某些人讲了讲自己的事情，最后还煞有介事地加上一句"这是我的个人感受"。这种"证词"并不属于证据等级金字塔的"个例个案"层。一个有公平保障的科学论证过程，如果没有清晰地看到谁在哪种状态下，面对什么样的人进行调查报告，那么即使有再多"证词"，也不能称之为"科学依据"。

"队列对照、类实验（对照群的案例）、观察研究"（图 2 中的③）与"非人为研究（随机双盲对照研究）"（图 2 中的②）的区别是研究方法的不同。做研究时，是忽略细节对一组队形进行前后对比，还是把对象分为不同的两组进行对比，还是随机分为多组进行比较呢？不同的研究方法，得出的证据力度有强有弱。

金字塔顶层称为"荟萃分析、系统性评价"（图 2 中的①）。这一层是把"队列对照、类实验（对照群的案例）、观察研究"（图 2 在的③）与"非人为研究（随机双盲对照研究）"（图 2 中的②）得出的结论进行汇总分析的结果。系统性评价和荟萃分析就是统合全世界关于某一主题的研究成果，并进行综合性分析，不断累积某一层次的证据结论，并由专家进行整合分析，得出强力度的证据。前面提到的科克伦循证医学数据库的研究就基于该层次。

研究成果即使要成为最低层次的"证据"，也需要多位专家在客观论证其质量的基础上将其发表在学术杂志上。要在学术期刊上登载，论文中必须明确记录谁在什么时候用何种方法做了哪些实验，进行了怎么样的调查。因为在科学界，实验的正确性和复现（无论是谁做该实验都能得出相同结果）是尤为重要的。

另外，在涉及人的实验研究中，为确保该研究对人体不会造成伤害，需要研究机构进行承诺（伦理审查）。因此，这里所说的个案个例证据中，那些包括"与同一机构的其他产品比较"在内，在有限范围内进行对比对照的案例，也就是还没有基于科学方法进行记录的案例，就算再多也构不成证据。

另外，学术期刊排名的一个大致基准在自然科学和社会科学领域被称为影响因子（IF）。影响因子是指该期刊论文的影响力指数。它是基于论文平均被引用的次数而得出来的。但是，让人头疼的是有一些杂志的影响因子虽低但期刊或论文质量不错，因此，不能说影响因子低的期刊论文质量就一定差。

我们常常能从媒体上听到 *Nature*（自然）和 *Science*（科学）期刊，它们是自然科学和社会科学领域知名度较高的学术期刊。这两本期刊囊括的领域不仅限于医学和健康行业，它们是在更广泛领域发表科学见解、具有代表性的综合科学期刊。*NEJM*（New England Journal of Medicine，新英格兰医学杂志）和 *BMJ*（British Medical Journal，英国医学杂志）是发表医学和公共卫生见解的代表性综合医学期刊。*AJPH*（American Journal of Public Health，美国公共卫生杂志）是著名的公共卫生专业期刊。在烟草、饮食、运动等不同领域也有其他代表性的学术期刊。

不过，是不是说只要在学术期刊上发表的论文，就一定值得信赖呢？其实不然。尤其是近几年出现了交易性的学术期刊。只要花钱，就能轻轻松松地通过同行评审，获得发表机会。因此，认真确认期刊论文的内容是非常有必要的，但这也只能交给专家才能做。

>>> 科学，并没有想象中的那么黑白分明

虽然科学依据金字塔上下有严格分级，但是，科学并非如此简单明了。这也是"科学没有想象中的黑白分明"这一常识让曾经作为科学小白的我震惊的原因。

在敲开科学大门之前，我以为科学就是期刊上的新实验和新发现，就是获得专家认可的证据以通俗易懂的形式总结出来的东西。所以，我第一次在学院接触到科学依据时极为震撼。

比如说我"想了解由20年吸烟史的重度吸烟者戒烟的证据"，我以为只需要检索一下数据库，就能自动获得相关证据，并且按力度强弱区分。其实不然，通读论文，哪里都没有写出来科学依据的强弱。借助上面的科学依据等级金字塔，读了几十本论文后，我才真正明白了该领域的最新见解报告可以归纳到哪种程度，才知道了其科学依据强弱的水平。

而且，并非所有领域的科学依据都处于金字塔的顶层。就拿禁烟来说，在某一课题上（禁吸卷烟的包装设计）能拿出的所有证据，包括较强等级的科学依据，如何换到其他课题上（禁吸电子烟的包装设计）上成了问题，由于课题较新，所以并没有收集到如禁吸卷烟的大力度的证据。其实不光是烟草，这个问题也出现在其他领域。虽然可以用"健康方法"一概而论，但需要提前确认目前哪些领域的科学依据是最新的。

另外，虽然上面提到的科学依据等级金字塔在一定程度上能当作基准来判断证据，但是近几年"荟萃分析和系统性评价"（图2中的①）数量剧增，中间混入了不少质量欠佳的东西。反而图2中第②、第③等级中，有些质量较好，对于证据的研究讨论有一石激起千层浪的效果。从这个角度来看，虽然证据等级金字塔能够当作某种参考标准，但实际上最终研究的质量好坏要看研究者本人，需要我们边走边摸索，踏踏实实，一步一个脚印地走下去。阅读大量的文献资料，与同一领域

的研究人员切磋探讨，明晰自身的认识。当真正明白这个道理时，我不由得感叹道："原来真正的研究者口中所说的'最新见解'，其背后有如此多不为人知的努力。"

>>> 健康长寿的科学依据是如何产生的

在复杂的科学世界里，我们该如何建立科学依据呢？

首先要提前说明的一点是，本书介绍的科学依据一词的含义是从很多项研究中获得的结果归纳出来的信息，也就是说，科学依据指的是**科学根据的集合体**。不过，有时候根据上下文，也可称某一研究结果为科学依据，而每个证据的集合体也叫作科学依据，两者很容易混淆。其实我们可以把它们当作"米饭"，因为一粒米饭和一碗米饭都叫作米饭，这样比较容易理解。

顺便说一下，本书把证据集合体叫作科学依据，把某个研究的结果称为研究结果，是为了二者便于区分。

回到本章的主题，我们该如何建立具有综合意义（从普惠性的角度来看）的证据呢？我在这里简单做一下说明。假设有一个研究课题是"一天跑 30 分钟有助于身体健康（预防疾病）"，另一个研究课题是"一天跑 30 分钟没有明显的预防疾病的效果"。如果研究结果只有两个，还暂且不能马上断定其有充分证据。

之后有很多研究人员从不同角度对这个课题进行了反复研究，假设现在有 100 项质量较好（研究设计从科学角度来说较为严谨）的研究结果，其中有 90 项研究结果认为一天跑步 30 分钟对身体有好处，剩下的 10 项研究结果认为其没有明显的疾病预防效果，那也许可以得出"一天跑步 30 分钟对身体有好处"的证据。（如果研究人员更为严谨的话，因为有 10 项研究成果会提及没有预防效果，所以会加上一个限制性的前提——"基本上"。）

那么，我们能不能说只着眼于研究结果的数量就够了呢？当然不是。比如从细处来说，研究过程的设计及其质量还包括研究的对象数量、取得效果的大小，等等，必须考虑到各个方面才能下判断。**但是，就和治病要听专业医生的判断一样，从现状来看，除非是受过专业训练的研究人员，否则很难建立起一个严谨的科学依据集合。**

并不是说存在一个明确的基准规定什么样的研究结果占到几成以上，就能被认定是科学依据，或是不能被认定为科学依据。研究人员需要在探讨研究项目的数量和质量的基础上决定这些结果是否能被作为科学依据。因为努力做到尽可能的客观而不做主观性判断，也是研究人员的研究原则之一。

比如说吸烟有害健康等一些明显黑白分明（或是听起来）的研究，其实是多个研究结果汇总归纳的结果。因此，仅仅以某一个研究结果为依据来展开探讨并不合适。一个严谨的研究人员肯定对研究的意义和可能性了然于胸，因此，他会尽可能地避免去主观判断某些对象的可能性。

现在依然有众多领域的科学依据还尚未明晰，其原因在于科学是这些证据的特性积累的结果，它是日新月异、不断变化发展的。从某种意义上来说，这种科学很难在短时间内就能有黑白分明的结果，普通人也不容易接触到某些专业领域的信息，再加上日语中有关健康信息较为稀少等原因，导致准确的健康信息无法在大众中迅速传播，这也可能是很多含糊不清、内容不明的健康方法大行其道的原因吧。

有关证据的话题确实越说越多，在有关健康的科学依据方面，希望大家能注意以下三点：

（1）科学依据是每日研究积累储存的结果，有强弱之分。不同领域最新的科学依据力度是不同的。

（2）权威专家的见解、专家会议报告、动物实验、试管实验等作为科学依据的质量很低或是不在讨论范围内，因此要注意数据和研究的出处。

（3）只有基于科学方法得出的结果才叫作科学依据（至少要确认其是否是在值得信任的学术期刊上发表）。

以后，如果看到报纸书刊上提到什么"专家意见"，务必仔细辨别他们是以什么科学依据来说某个东西对健康是有益的，是基于众多研究的结果，还是基于个别人的经验？还是专家自己的个人意见？不同的根据，其科学依据的质量完全不同。

另外，如果这个专家真正懂科学的话，那么他讲话不会讲得过于绝对，而是会表示目前在现有研究结果的证据有局限性的基础上，能从科学的角度得出什么结果。

本书注意用真实且尽可能通俗易懂的表达来解释科学世界的暧昧性和迟钝感。书中所介绍的科学依据尽可能地汇集了各个领域的最新研究成果。领域众多，科学依据质量也有参差，但是至少全部使用的是图 2 中的③"队列对照、类实验（对照群组的案例）、观察研究"等级（包含）以上的研究结果所总结出的"科学依据"。除此以外，也涉及一些领域较新、科学依据暂且不齐全不充分的课题。

>>> 无法寿终正寝、无疾而终的真相

趁着大家对重视科学依据的思维方法的理解加深，我就尽快地进入本章主题吧。为了掌握有助于身心健康的技能，必须搜集整理具有普遍性和广泛性的健康课题。这时候，最好的工具就是统计。

和其他国家相比，日本算是个长寿国，男性平均寿命是 81.47岁，女性平均寿命是 87.57 岁（2021）。然而 10 年来，日本男女平均寿命缩短了。其中，男性平均寿命已不再是世界第一，变成了世界第三，女性平均寿命依然是世界第一。明治时期（1868—1912）和大正时期（1912—1926），日本人的平均寿命是世界四十多名，二战刚结束

时在发达国家中也处于倒数第一位。用了 30 年的时间，日本人均寿命从排名靠后一下子跃到了世界第一。短时间内把寿命延长这么大幅度的国家简直是凤毛麟角。

讨论健康问题时还有个重要的指标就是健康寿命。健康寿命指的是人能健康、独立地生活的时期。从这个角度来说，日本人的一生中，男性约有 9 年、女性约有 12 年的时间是在每日接受治疗或护理中度过的。平均寿命减去健康寿命，就是因疾病而无法自理的时间（见图 3：日本平均寿命和健康寿命的区别）。2019 年日本厚生劳动省的数据显示：男性的健康寿命为 72.68 岁，女性为 75.38 岁。也就是说，身体健康有活力，能独立料理自己的生活，并寿终正寝、无疾而终的，日本男性真正意义上的年龄约为 73 岁、女性约为 75 岁。剩下的时间其实是在无法自理的状况下度过了十多年。

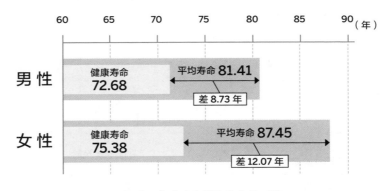

图 3　日本平均寿命和健康寿命的区别

出处：日本厚生劳动省·关于健康寿命的 2019 年数据
* 厚生劳动省所公布的最新平均寿命的数据是 2021 年的数据。公布的最新健康寿命的数据是 2019 年的数据。健康寿命是对应平均寿命而言的，因此图中使用的是 2019 年平均寿命和健康寿命的数据。

　　因为工作关系，我常常有机会采访不同背景的人。无论男女老少，大家都异口同声地称要"靠自己活到最后（身体健康有活力），不要给别人添麻烦，能无疾而终"。但是，现实情况并不乐观。

　　现在已经是"人生百年理所当然"的时代了，最大限度地延长独立料理生活的时间是必不可少的。

>>> 日本人的死亡原因

接下来，我们来看看日本人的死亡原因。2021年最新公布的数据显示，死亡原因排行榜中第一名是恶性肿瘤（癌），第二名是心脏病，第三名是衰老，第四名是脑血管病。虽然夹着第三名的衰老原因，但是毫无疑问的是日本人的三大死因是癌症、心脏病和脑血管疾病。有一半日本人死亡的原因至少是这三大死因中的某一个。

那么，我们来从其他角度看看日本人的死亡原因。

当我们从医学或公共卫生学的角度来探究日本人的死因时，又会和上面的分析出现什么差异呢？我想医学专家会回答"表1按'死因排位'列出了疾病的名称"。

表 1　日本人的死因和死因风险排位

死因排位	死因	死亡人数中的占比	死因风险排位	死亡人数 单位：每 1000 人
1	癌症 （恶性肿瘤）	27.9%	以下的复合型风险	157.0
2	心脏疾病	15.3%	吸　烟	128.9
3	脑血管疾病	8.2%	高血压	103.9
4	衰　老	7.6%	缺乏运动	52.2
5	肺　炎	7.2%	高血糖	34.1
6	意外事故	3.0%	重　盐	34.0
7	吸入性肺炎	2.7%	过量饮酒	30.6
8	肾功能不全	1.9%	幽门螺旋杆菌	30.6
9	自　杀	1.5%	高胆固醇	23.9

（续表）

死因排位	死　因	死亡人数中的占比	死因风险排位	死亡人数 单位：每 1000 人
10	血管性痴呆	1.5%	C 型肝炎病毒	23.0
11			缺乏多价不饱和酸（PUFA）	21.2

出处：Ikeda N, Inoue M, Iso H, Ikeda S, Satoh T, Noda M, et al. Adult mortality attributable to preventable risk factors for noncommunicable diseases and injuries in Japan: a comparative risk assessment. PLoS Med. 2012;9(1):e1001160.

* 该表中的日本人死亡原因的数据来源于 2012 年发表的论文，时间较早，但是与 2021 年最新的日本人死亡原因相比，只有排位上的变化，死因前 10 位的疾病没有发生变化。
* 复合型风险指的是：高血糖、LDL 胆固醇偏高、（重盐引发的）高血压、肥胖症。
* 多不饱和脂肪酸（PUFA）指的是植物油或海鲜中大量含有的脂类物质。因为人体没有这种脂类，必须从食物中获取。

公共卫生学的专家又会给我们什么答案呢？

他们会给出"死亡风险排位"。表 1 死亡风险排位中列举出吸烟、高血压、缺乏运动等导致疾病的原因。汇总整理日本人死因风险排位的前 10 名，你会发现：除了幽门螺旋杆菌感染和丙型病毒性肝炎外，剩下的大部分是**与烟草、饮食、运动、酒精、压力**等相关的问题。

到这里，直觉敏锐的人基本上能猜出来医学和公共卫生学的区别了。**医学是诊疗疾病的，而公共卫生学是追溯疾病原因，寻找危害健康的上游因素（风险因子）的学问**。因此，本书着眼于与生活习惯密切相关的健康因素。

⟫⟫⟫ 如何通过自我调控改善身体状态

本书特意使用"慢性病"一词，而不使用不良生活习惯引起的疾病即"生活习惯病"。因为后者容易引起误解。日本厚生劳动省定义"生活习惯病"为不良生活习惯造成的疾病总称。这种疾病，与饮食、运动、吸烟、饮酒、压力等生活习惯密切相关，即使是未成年人也可能患上这类疾病。一些成年人通过改善生活习惯也能预防。

　　这个定义有个陷阱——人们会不自觉地认为"生活习惯病可以靠改善个人生活习惯就能消除"。按照这一思路，那么那些不能改善生活习惯的人就是懒汉，就是邋遢鬼，不免出现所谓"本人是健康的第一责任人"的论调。这种"生病是自己的问题"的论调早已成为一个社会问题，想必大家已经司空见惯。

　　诚然，个人的生活习惯是左右健康的一大要因。生活习惯最终是看个体的行为，因此把个体行为作为健康一大要因无可厚非。但是，如果从公共卫生学的角度来看，绝不能忘记个人健康的决定性因素不是其他，正是本人身处的环境。其中，社会环境、经济环境（这个人处于怎样的社会环境和经济状况中——从事什么工作、收入如何，获得过什么样的教育，等等）、居住场所、学习环境、工作环境显得尤为重要。

　　个人的健康以及影响健康的生活习惯其实受到他所处的社会环境、经济环境和所属的组织机构的重大影响。比如说一个人打算戒烟，同公司的其他人却吞云吐雾，他在不知不觉间也会点上烟。一个人如果要上很多夜班，身体需要刺激性成分，于是容易对甜食上瘾，等等。因此，可以说是个人所处的环境让人养成了某种习惯。

　　很多人为预防传染性疾病希望能远程办公，但是想必他们中有不少人会顾虑到公司规定或个人立场，还有与上司的关系等无法远程办公的工作环境。这些因素虽然确实与他的"生活习惯"相关，但是包括慢性病和传染病在内的任何一种健康问题，导致其行为的决定因素都源于这个人所处的环境。因此，我们之前为了养成健康的生活习惯或是改善以往的生活习惯不知付出了多少努力，却依然无济于事，这从公共卫生学的角度来看一点儿都不稀奇。

　　那么，是不是说个人努力就完全起不了一点儿作用呢？这倒也不是。正因为依靠个人力量能达到的效果有限，所以，在能自我调控的范围内，我们要尽可能高效地、尽早地将健康、良好的行为变成日常习惯。为此，我们最好能多多利用证据来提前了解哪些事容易出成绩，哪些事容易栽跟头，即便你很难改变所处环境。

>>> 健康不只是没有疾病

建立一个众人长寿的社会，是每一个从事健康领域工作的人的夙愿。如果奥运会有长寿的竞争项目，日本必定是领奖台上的常客。以前，全世界从事医学或公共卫生学的人最大的目标是让人长寿，但现如今随着长寿的人越来越多，摆在我们面前的是如何长寿地生活，也就是长寿的质量问题。

世界卫生组织（WHO）对"健康"做了以下定义：健康指的是肉体上、精神上以及社会性上处于完全、良好的状态，并不是仅仅没有疾病或不虚弱。如果加上我个人的解释，**那就是找到个人幸福和生命的意义，并能以更加满足、充实的状态去生活才是今后真正意义上的健康**。

我在本书中所指的"健康"的目的也正是如此。

我祈愿生活在日本的每个人都能有更幸福的生活、更健康的身体。在撰写本书时我希望读者们读了这本书能够养成健康的生活习惯，希望这本书能有助于读者们长期健康生活习惯的养成。市面上有关健康方面的书籍，包括欧美各国书籍的日译本也层出不穷。但是，健康问题与每个人所处的社会文化环境、生活方式密切相关，我希望居住在这片土地上的每个人都能了解真正意义上的科学性科学依据。

我并不认为生病的人就不幸福。有很多人即使染病，依然精神抖擞、幸福快乐地生活着。不过，与他们聊聊天就会发现，他们都希望自己的身体早点好起来。与和平一样，不管有无病患，健康是绝大多数人的心之所愿。

如果本书能为大家积极自信地面对健康问题起到一点儿绵薄之力，我会感到尤为幸福。

小 结

第 1 章

☞ 科学依据（证据）有强有弱。

☞ 研究成果想要成为"科学依据"，需要多位专家在客观论证其质量的基础上将其发表在学术杂志上。

☞ 科学依据是每日研究积累储存的结果，有强弱之分。不同的领域最新的证据力度是不同的。

☞ 权威专家的见解、专家会议报告、动物实验、试管实验当作证据的质量很低或是不在讨论范围内，因此要注意数据和研究的出处。

☞ 只有基于科学方法得出的结果才叫作科学依据（至少应确认其是否在值得信任的学术期刊发表）。

☞ 健康寿命指的是人能健康、独立地生活的时期。日本人一生中，男性约有 9 年、女性约有 12 年的时间是在每日接受治疗或护理中度过的。

☞ 有一半日本人死亡的原因至少是癌症、心脏病和脑血管疾病中的一个。

☞ 公共卫生学是追溯疾病原因，着眼于寻找危害健康的上游因素（风险因子）的学问。

方案 1

行 为

改变思维模式，
打破大脑牢笼

**无法坚持健康的行为习惯，
并不是你自身有问题**

说起来容易做起来难。
—— 中国俗语

一个人从未犯错，
是因为他不曾尝试新鲜事物。
—— 阿尔伯特·爱因斯坦（德国理论物理学家）

•• 健康问答 ••

自我行为习惯真的全部由自己决定吗

本书第 1 章介绍了危害日本人健康的几个主要因素。慢性病被认为是导致半数日本人死亡的主要原因之一。我们在日常生活中需要注意的地方，无非就是注重饮食健康、多运动和少抽烟喝酒、减少压力等，从数量上看绝不多。但这为拥有健康的身心而必不可少的每一项行为习惯，要做到看起来并没有多大困难，那为何对于如此简单的要求还是有很多人很难坚持做到？为何还是改不掉由来已久的坏习惯呢？

从公共卫生学的角度来看，这种情况并不稀奇。比如说美国曾经进行过一项调查——**从 1988 年到 2006 年的 18 年内，人们为了健康能在多大程度上保持简约朴素的生活习惯（具体来说就是健康饮食、定期运动、有健康的体重、适量地饮酒、不抽烟）。调查发现，能完全保持以上 5 种习惯的人仅占调查对象的 8%。**在 1988 年调查活动伊始，尚有 15% 的人能坚持，可是 18 年后居然下降了近一半。人们无法养成健康的生活习惯的并非只有美国，日本也不例外。据日本厚生劳动省近几年的调查发现，约九成二十多岁的女性并没有定期运动的习惯，这一调查同样暴露了日本人的生活习惯问题。

如今，不断有新的药品和治疗方法推出，越来越多的疾病获得治愈。然而，与迅速的医学发展背道而驰的是人们严重退步的生活习惯，这确实有点讽刺。那这背后究竟是什么原因呢？

在说实际生活习惯问题之前，我在本章首先解释一个怪圈——为了健康去改变以往的生活习惯为什么如此艰难？其实关键就在于周围的环境和形成健康习惯的相关行为特性。

说到每日的生活习惯，很多人感觉只是全凭自己的判断而做出的一言一行，其实，很多时候不是你自己判断的，而是周围环境决定的。"周围环境"其实包括很多因素，根据目前最新的研究表明：生活中各种不同的因素都会影响大家的生活习惯。

之前，美国疾病控制与预防中心（Centers for Disease Control and Prevention，简称CDC）用通俗易懂的措辞解释了影响美国国民健康的主要因素（见图4。这种概念性图表附带不同的计算公式，不同的计算公式会得出不同的结果，因此把它理解成一个大致的概念图即可）。从图4来看，**影响健康的因素中，包含职业、收入、受教育年限等社会经济状况的环境因素占主导地位。**

包含社会经济状况的环境因素对健康习惯的形成有如此大的影响，从这里我们应该能明白，为什么改善行为习惯并非靠个人就能一蹴而就了。

像生病能不能遇到个好医生、家附近有没有好医院等医疗方面的因素，对健康的影响并没有多大。在美国的部分研究中，这种医疗方面的因素对健康的影响比例仅占 10%(即使所有的美国人都能享受到最高质量的医疗，但在能导致人死亡的疾病中，也只有 10% 能成功预防)。

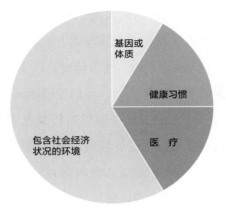

图4　CDC 公布的影响美国大众健康的决定性因素

出处：Centers for Disease Control and Prevention. NCHHSTP Social Determinants of Health.

为什么社会经济环境对大众健康的影响如此之大

近几年，"健康鸿沟[1]"问题也逐渐受到日本社会关注。比如说，人们也许可以简单地联想到职业、收入、受教育年限等社会经济状况会直接影响个人健康状况（家庭收支不均衡，一日三餐没有充足营养，致使身体出问题，或者是尽管生病却担心花钱而不敢去看病等等）。实际上，社会经济状况对于健康的影响并不只是这些简单直接的地方，**环境方面的因素对个人的健康的行为习惯有很大影响。**

比如，日本的抽烟率比其他各国都高，越是受教育年限短的人抽烟率越高，只上到初中或高中的人，要比从职业类短期大学或四年制大学毕业的人抽烟率高。其原因是越是受教育年限短的人越不理解抽烟的危害，也没有太多能力了解或获得戒烟治疗，而且薪资待遇上，他们的收入与大学毕业生有较大差距，生活中更容易出现困难等。在这些因素的作用下，他们在日常生活中感到压力的情况也比较多。因

1　指人与人之间健康状况好与坏的悬殊状况。——编者注

此，受教育年限短的人会很容易陷入比禁烟更为困难的境地。

另外，有研究也承认职业对生活习惯有影响。很多人工作时只能坐在工位上，缺乏个人活动自由，或者值夜班、不断与睡魔作斗争等，为了逃避这些因素带来的精神压力，他们变得很渴望烟酒等有刺激作用的东西。压力对一个人能否选择健康的行为习惯有着很大的影响。尤其当一个人感到有压力时，他更倾向于做出情绪上的、条件反射性的判断，而不是理性冷静的判断，因此时常容易发生一些"道理都懂，就是戒不掉"的情况，最后只能放任自己继续危害健康的行为习惯。

我们居住的场所也对我们的选择有影响。 附近是否有能买到新鲜蔬菜和水果的超市或便利店，与周边居民的饮食习惯相关联；居住在酒吧或酒店附近的人有过多摄入垃圾食品或酒精的倾向。有报告称，从酒精摄入的角度来看，不仅是居住场所，甚至附近饭店营业时间的长短，都会对周围居民的饮酒量有影响。近期，日本的一项研究显示，对于没有私家车的家庭来说，附近缺少售卖健康食物的商店与死亡率相关联。

同时，如果一个地区公共交通设施健全，社会治安良好，有公园等方便步行的场所，那么该地区的居民就更愿意去锻炼身体；反之，则会减少每日的活动量。另外，日本的公共交通设施的健全程度和地区居民的步数有很大关联。图5的数据表明：像东京、大阪、神奈川等火车站密度高的地区，人们每天的平均步数比较多。

不仅如此，一个人会在不知不觉间受到自己身边人的影响。像有没有结婚、婚姻质量好不好（夫妻关系好不好）、有没有与他人住在一起等，对他本人的一日三餐和饮酒量等健康习惯均有很大影响，甚至有报告称身边的人与他本人的死亡率和患病与否也相关。同时，在肥胖风险、饮酒量、能否成功戒烟等方面也会受到所来往的朋友的影响。因为每个人都处在一定的人际关系中，不得不在意周围人的评价，不

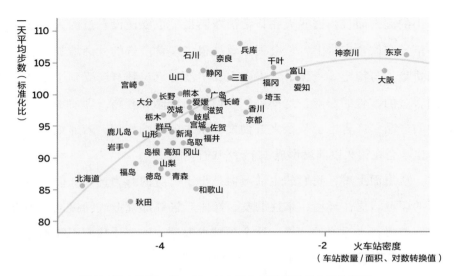

图5　日本各都、道、府、县人均1天的步数与火车站密度

出处：镰田真光，《身体活动量的地域间差距，地方增加活跃人口的措施》，屈川体育财团；2017
在考虑调查对象年龄分布的基础上，按全国步数平均值为100来算，各个都、道、府、县的每日平均步数。

得不在行动上和周围保持一致。

　　除此以外，**媒体资讯也对人的健康习惯有影响**。已经有很多研究证明，电影、电视中的抽烟镜头、电视广告等对观众的烟酒、食物选择有影响。虽然接受采访调查的人都异口同声地称自己绝不是那种简简单单就会被广告套路的人。但是，这里所指的"影响"并不只是看完广告就会去购买产品的直接影响。影视及广告会产生一种推波助澜式的间接影响——让香烟或酒类商品给你留下好印象，为某些原本会危害健康的东西套上"酷炫"的色彩，让你产生"还不错"的感觉等，为以后你的染指做铺垫。

　　比如说，影视剧中的抽烟镜头可能会促使未成年人尝试抽烟。美国的某调查已发现，有37%的年轻人是受到影视剧抽烟镜头的影响才开始抽烟的。还有研究称，看过酒类广告的年轻人会更愿意消费该广告中的酒，而且，这些人在日常消费酒量上也要比没看过的人增加近一倍。在饮食广告上，从电视上看过很多零食广告的人会增加零食的消费量，与特定零食无关。很多人其实没有意识到自己受到了不经意间看过的广告的影响。这都是广告设置的伎俩和套路。即使不卖广告中的产品，广告也会从很多方面发挥很大的影响作用，若非如此，广告也不会在很久以前就形成一个专门的行业。

从表面上看，我们的生活习惯是出于自身的行为选择。但其实个人的职业、居住环境、来往朋友、媒体广告等都直接或间接地影响着我们健康行为习惯的选择。**这个领域水很深，甚至让我们不知不觉中以为没有形成健康生活习惯的主要责任在自身。**

•• 方法落实 ••

1. 无法改变的习惯与懒惰和没毅力无关

生活习惯难改变的一个原因，就是无意识中左右我们选择的"环境因素"，会使健康生活习惯自带"行为特性"。从行为科学、行为经济学、心理学等各个领域进行的各种各样的研究发现，我们自带的这些行为特性全都与人的悲哀的天性完全吻合。这里介绍两个有关人为什么"江山易改，本性难移"的代表性原因。

（1）默认状态：多数情况下人们非常讨厌改变现状

用专业语言讲的话就是**现状偏好**（status quo bias）。**"status quo"是拉丁语，意思是指"现状或维持现状"。**人这种生物是不喜欢改变现状的，即使他心里很清楚改变对他一本万利，但他依然觉得改变会带来丧失感。这其中存在的一种心理机制是：比起改变带来的利益，人更害怕失去现有的东西。

我们可以列举一个理由，即改变要比保持现状多花精力。虽然无须拼命努力，但是做出改变需要找各种理由（也就是没有相应的理由就不想做出改变）。而且人们容易认为自己目前的状态（初始设置的状态＝默认值）也不错。

比如说，你平时就感到餐厅端来的菜量比较多，但当下一次那么多量的菜被端上来后，你还是无法当场要求餐厅改变菜量。**这个偏好最麻烦的地方就在于，不仅是人的"不想改变"这一意识在起作用，它还会煽动本人去配合现状**。也就是说现状偏好鼓动本人带着积极的眼光看待目前状态，并配合现状做出行动。导致即使你认为端上来的菜量太多，你还是会吃完。以前有实验表明，如果有大盘食物或大瓶饮料被端上桌，餐桌上的人们就会配合着多吃多喝。**在美国，现在的盘子要比20世纪90年代的盘子大大约23%**。盛饭的盘子或饮料容器变大，相应地，食物和饮料的量也必然会增加。这是造成肥胖现象的原因之一。

以前来过日本的哈佛大学公共卫生学院的教授们，都对日本的饮食文化赞叹不已。他们不仅喜欢日本的食物，也对其用餐方式连连称赞。教授们争相讨论着：日本人用小碗盛饭，如果再吃一碗还必须打声招呼，这种饮食文化恰恰应用了行为经济学的原理，可以自然而然地防止吃多吃撑。日本人这种用餐方式对教授们来说真是新鲜有趣。

顺便说一下，现状偏好非常清楚本人三心二意或心不在焉时特别容易出现的情况。比如说，工作过于忙碌以至于做什么事都有点身在曹营心在汉的时候，或是边看电视边刷手机、边吃饭边喝酒的时候。这时候人们常常把重心放在常做的行为上，即便有心想养成健康的习惯也很难。

（2）宁要眼前的欢悦感，也不要未来的赞美声

有一个很多人都深有同感的情况——健康有益的生活习惯带来的

看得见的效果是需要花时间的。**相反，绝大部分有害健康的生活习惯都能带来瞬间和暂时的刺激、快感和欢悦。人们往往很难为遥远的好的未来而坚持，却很容易为眼前唾手可得的欢悦而栽跟头。**这种情况用专业用语解释就是**"现时偏向型偏好"**。比起遥远未来的赞美词，更看重眼前能立刻兑现的利益，这是人的天性。

面对美酒，心里明明清楚"喝多了有害健康，而且今天再也不能喝醉了，身体健康要紧"，可是，"就今晚想过过酒瘾"的念头却不断膨胀，超过了自我忍耐的上限。那些忍不住端起酒杯的人并不是没有想过健康问题，只是当美酒伸手可得时，就无力去思考以后的问题了，仿佛刚刚决定喝酒的人和为了以后健康考虑而自我忍耐的人根本就是两个人一样。

上面是喝酒的例子，其实这一心理过程可以套用到任何一个与健康有关的行为习惯上。香烟、甜食、垃圾食品、重口味、减肥、无安全措施的性行为、睡前刷手机，等等，很多人多多少少都有过几次类似的经历。连传染病疫情期间，虽然有不得聚餐的规定，但很多人依然冒着被感染的风险像平时一样聚餐。这其实也是受现时偏向型偏好的影响。

麻烦的是：当一个人被饥饿口渴感、对性爱的欲望、疼痛感等人本能性的感受所控制时，这种注重"此时此地"的习惯就会进一步得到强化。他会失去冷静，强烈地渴望"要立刻！马上！满足我的欲求！"，愈发地将未来的问题抛之脑后。他会即刻伸手抓住眼前令他不能自已的东西。

另有研究表明，**当一个人被什么东西困住，掉入思维陷阱中后，他的认知机能会急剧下降。**英语中称这种状态为"I was hijacked by……"（**我被……劫持了**）。这个说法很形象，这种状态确实像一个人被什么东西夺取了心魂一般，无法做到冷静判断，像因压力大而焦躁不安时会败给香烟的诱惑，就像炎炎夏日禁不住牛饮冰啤酒，就像饥肠辘辘时忍不住狼吞虎咽太多垃圾食品，等等。这其实是极为自然的、符合"科学依据"的人类天性。

到现在为止，你是否开始觉得只靠自己确实很难去改变生活习惯了？（正因为以前太难做到，所以你才终于遇到了这本书！）

按以前的做法确实很难改变什么。因为过去的数据和证据已经证明了那些老方法行不通。换句话说就是老路的终点即是失败。

但是，我们也不必因此灰心沮丧。科学是有温度的，并非如此残酷。研究人员日夜都在想方设法地解决人们的健康问题。也就是说，有"证据"表明可以采取某些措施去改变日常生活习惯，以促进身心健康。这其实也是我在本书中介绍的**"促进健康的技巧"**。

我们当中有些人是按自己的想法试图去改善生活习惯的，却不小心成了"失败的证据"。那么从现在开始，不妨尝试制造一些"成功的证据"。

2. 了解自身的思维方式和行为癖好

要掌握促进健康的技巧，最重要的两点就是找到"正确的"健康方法并将其养成习惯。在本书第 1 章我介绍了健康的生活习惯会受到周围环境的很大影响，以及由于健康习惯的特点，我们养成一个习惯非常困难。本章会讲述一个关于健康的基本常识——认知。它是任何健康习惯形成的大前提。"认知"一词可能让人感觉很复杂，其实不然，这种担心是阻碍健康习惯养成的**"思维癖好"**。首先，我们试着来正视一下这种癖好。

有意识地去注意，就是改变的第一步。举个例子，我每天都在做瑜伽，但是有些瑜伽动作实在做不出来，其中主要是因为自己长期养成的下意识的坏习惯在阻挠，比如说膝关节靠内、肩膀僵硬等。于是我就有意识地去注意这些地方，然后我发现就像原先堵塞的地方有什么东西溃散后，疏通了，我自然而然地做出了标准的瑜伽动作。

认知也是同样的道理。**首先我们要有意识地去注意那些不知不觉间会影响我们行为的思维习惯**。无法形成正确、健康的行为或习惯，不是人的意志或性格的问题，而是每个人身上都会出现的"反应"。我们如果从客观的视角，就能看到自己对思维习惯的反应。言归正传，我将从自己的工作经验出发，来介绍容易阻碍健康习惯形成的几个常见认知癖好。以下是具体内容。

3. 纠正健康路上的错误思维习惯

（1）认知失调（ Bandwagon Effect ）——"忍耐对身体不好！"

当我们面对香烟、美酒、垃圾食品等诱惑，必须控制住自己欲望的时候，耳边常常会响起"忍耐对身体不好"之类的声音。除此以外，还有"就算这么做（做有害健康的事），有的人活的岁数也挺长的"。"你要是就此打住，反而会有压力，对身体不好。""就算是这种东西（有害健康的吃食），我听说也对健康有所帮助。""买这个就是对消费做贡献哦！""现在气氛搞得正好，你要不做的话就是给大家泼冷水！"等等。

以上这些借口，简而言之就是**将自我选择正当化**。人这种生物一旦面临两难选择就会不由自主地出现不舒服感。比如说"心里很清楚抽烟对身体有害的自己"和"继续抽烟的自己"，两个人是水火不容、格格不入的。这时候人就会制造出某些理由来说服这种产生隔阂（认知失调）的自己。

改变没有一致性的自我状态的方法，就是在两个里面选择一个。要么是改变抽烟的自己，要么是改变认为抽烟有害健康的自己。选择前者，最好的方法就是戒烟。但是事情并没有这么简单。如果你选择前者，你会下意识地寻找吸烟的好处，超越"抽烟有害身体"这一认知，最后你会让自我认知与自相矛盾的行为保持一致性，从道听途说中、从书本上、从别人的只言片语中，拼命挖掘出所谓的"理由"。这种把抽烟、喝酒、暴饮暴食等有害行为合理化、正当化的行为，出现在很多有关健康方面的领域。

（2）从众效应（Bandwagon Effect）——"我身边的人都在这么做。"

以前有个流行的段子说"大家一起闯红灯就不害怕了"。这个段子的本质就是一种"从众效应"。也就是说路口闯红灯很危险，但是只要想着"其他人也一起闯红灯"，那么这个危险行为的实现难度也会下降。英语中的"bandwagon"一词有"在游行队伍中运载乐队的大型汽车"的意思。从众效应就是从"自己能够飞身跃上这辆大汽车"的感觉中出现的。对于一个东西，你最开始本没有那么感兴趣，却因为"周围人都在做""现在很流行"，于是你也不假思索地参与其中。我们或多或少都有过类似的经历。利用名人、明星，博得爱赶潮流的大众的欢心，同时在网上发布很多推介文章，以及在广告宣传中称自己是人气 NO.1，等等，这些都是利用从众效应的典型营销手段。

人是极易受到周围环境影响的。很多时候，我们以为是按自我意志进行的健康行为或养成的健康习惯，其实在无意识间早就受到了周围的人或场合、氛围的影响。

比如说有些东西自己本不喜欢，但因为周围的人都在吃，于是转念一想，觉得"我去尝尝也没问题"。**我们知道，人会自然而然地受到同桌用餐人的吃饭方式（食物类别、食物的量）的影响。**英语中有"social"（社交性的）一词，衍生出"social smoker"（社交性抽烟者）和"social drinker"（社交性饮酒者）这两个词，指的是平常不抽烟不喝酒，只有在和其他抽烟者、喝酒者一起时才抽烟、喝酒的人。人们总会被自己身边的人影响，而且这影响有好有坏。

（3）花生米效应（Peanuts Effect）——"稍微放纵点儿，根本没啥影响。"

这是阻挠养成健康习惯的原因之一。因为眼前的不健康行为过于微小，顶多只是一小步，很难与"将来会生大病"这一健康大损害关联起来，所以不会让我们停止有害健康的行为。

比如说一个人很清楚继续抽烟对身体不好，但是他觉得只抽眼前这根烟根本不会引发什么癌症。接着"一根接一根"地抽，最后还是会生病。除了抽烟外，喝酒、暴饮暴食等很多坏习惯都符合这一心理过程。其实，从健康习惯角度也是一样的道理。有人会觉得自己今天散步 15 分钟，根本就预防不了疾病，所以，他觉得去不去散步其实也没什么区别。

换句话说，无论对健康有益还是有害，很多人都认为当下自己行为的作用微不足道（像小花生米一样）。这就是花生米效应。健康习惯的养成需要"集腋成裘、积土成山"，但是人们很难看到日积月累的结果，等健康行为开花结果需要花很长时间，对其效果也很难获得实感，于是对眼前的"小事"不以为然而继续放任自流。

（4）逆反心理（Reactance）——"被人劝阻反而愈发想做，受人催促反而不愿行动。"

日语当中有个词叫作"天邪鬼"，相当于汉语中常常喜欢跟人唱反调的"杠精"。其实，**人天生就是一个受到强迫压制后却想做相反行动的生物**。一个想主动去学习的人，一旦被命令去学习，反而毫无学习的劲头。这一心理过程也符合健康习惯的养成。对于有强烈逆反心理的人，对他说话千万不能带"禁止"或者"必须"的字眼。如果感到自己没有选择权或是被剥夺了自由，他会有明显的"罢工"或反向行动的倾向。

美国从1999年到2004年共花费1 200亿日元（相当于60亿人民币）来向年轻人宣传禁毒，结果却发现，对毒品感兴趣的年轻人居然增加了不少。其原因之一就是**"逆反心理"**。有一种说法认为，**"禁止"年轻人做什么事，反而会让他们对这件事产生更浓厚的兴趣。**有研究表明，即便是在熟悉的环境，一个人被迫吞下某种健康食物，与自主选择吃这个健康食物相比，前者吃完后空腹指数反而有强烈的增长趋势。很多健康专家总认为只要对健康有益就应该去改变自身的习惯，这些专家往往会强行把自己的健康观点扣在别人身上。因此我们要知道的是，这样被迫接受某种事物，可能会起到反作用。

接种疫苗也有可能激发逆反心理，我们可以从美国、日本和其他一些国家看出来，国民对政府的信任度和接种新冠疫苗的关联性。如果对政府信任度低，那么疫苗接种意愿就会偏低。因此，被自己不信任的政府劝说去接种疫苗，只会增加逆反心理（出现更多的厌烦反应）。有调查表明：比起丑闻缠身的特朗普政府，美国人更愿意倾听专业机构CDC、WHO的有关接种疫苗的宣传。

从行为科学的角度来看，在号召接种疫苗上，必须首先考虑谁（包括组织机构）来提醒人们去接种最有效。事先要清楚的是，当一个人被强制灌输某些观念或被迫接受某些事情时，他就会有强烈的厌烦、排斥的倾向。

（5）直觉性判断（affect heuristic，情绪启发式）——"很愉悦，所以没关系。"

人不是逻辑性而是感性的生物——这一观点已经众所周知。**情绪**

启发式指的是人们根据自我情感或直觉性判断来做出决定或行动。换句话说，就是没有通过收集各类资讯后做出理智的、有逻辑性的判断，而是在没有充分了解信息的情况下，依靠直觉、情绪进行迅速的判断。这在英语中叫作**"mental shortcut"（心理捷径）**。很多针对情绪启发式的研究表明：当人们对眼前的事物抱有积极情感时，会降低其风险预估的能力；反之，人们对眼前事物没有积极情感时，就会增强其风险敏感性和产生警戒心的倾向。

比如说，在某项与核电站先进技术有关的实验中，实验人员不让实验对象了解相关数据，只告诉他们"能收获很多东西，获得很多好处"。于是，实验对象对此技术有了积极的态度，对其风险预估也降低了。该实验最重要的一点是不告诉被试者该技术会引发的风险。尽管如此，实验对象在得到"能获得利益"的信息后，就自动预估和判断该技术"风险小"，其实他被蒙在了鼓里。反过来，也有实验结果表明：如果实验对象获得"能得到的东西很少，利益比较小"的信息，他就对该技术抱有消极态度，最终对该技术预估有高风险。

健康领域的研究也发现，当香烟广告给人留下积极印象时，人们就会低估香烟的危害，而且，吸烟的人要比不吸烟的人更小看抽烟的危害。也就是说，对于同一事物是积极态度还是消极态度，决定了预估风险的高低。比如说，在传染病大流行中，多人聚餐会有感染风险，即便如此，当聚餐对象是亲朋好友时，因为心情愉快，对聚餐抱有积极态度，就会降低对感染风险的预估，总觉得应该没多大问题。

在健康方面，尤其是对这种"情感上的、直觉性的"判断存在很大问题，主要是因为这种判断对风险的认识是错误的。基本上，有害健康的东西大部分都是一些能给人带来"愉悦""有趣""舒服""美味"等积极情绪、快感或刺激的事物。像香烟、酒、甜食、重口味的食物、毒品、无安全措施的性行为，等等，数不胜数。而且这些事物相关领域的产品广告很多也会给人带来积极情感。

但糟糕的是，在初次进行有害健康的行为时，人们并没有过多地考虑健康风险，很多时候只是不自觉地或是受氛围感染才出现的。以前，我因工作缘故曾参与过日本国立癌症研究中心对抽烟的大学生进行的采访调查。我发现，就首次抽烟的经历来说，基本上没有人是特意计划着去抽烟或是考虑过风险或利益再开始抽烟的，很多人是觉得抽烟也没什么才开始的。可能你觉得之后他们了解到抽烟的风险就不会再抽烟了。但是，事情并没有想象中的简单。有报告称，很多抽烟者是抽烟上瘾或抽烟成了常态后才开始考虑健康问题的（但是等到这个时候再想戒烟已经很困难了）。

原本没有过多考虑其风险而开始的有害健康的不良习惯，就是因为最开始对这种抽烟行为被灌输了"愉快的""舒服的"积极情绪，导致他们对抽烟原本是"危险行为"的认识愈来愈淡化，最终导致他们很难再丢掉手上的香烟。

在形成健康行为习惯的路途中，除了人本身的天性作祟外，还有形形色色的"拦路虎"。因此，没有其他装备，仅仅想靠意志力去想方设法地改善习惯是非常困难的，即使是意志极为坚定的人也是如此。我们应该借鉴全世界成功和失败的先例，更高效地提升达成目标的概率。这才是利用证据养成健康生活习惯的捷径。

小 结

第 2 章

☞ 无法形成健康的行为习惯不是你个人的问题，社会经济环境对健康的影响很大。那些看上去是自主选择的生活习惯其实受到了职业、居住场所、亲朋好友、大众媒体的直接或间接的影响。

☞ 职业、收入、受教育年限等社会经济状况对是否形成健康行为习惯有影响。

☞ 改善健康生活习惯之所以很困难，是由于"不愿意接受改变"的人的天性。比如说人基本上不喜欢（现状偏好）改变现状（默认值），比起遥远未来的益处，更喜欢眼前能立马到手的欢悦（现时偏向型偏好）等。

☞ 想真正改善健康习惯时，最重要的是有意识地注意在不自觉地影响自我行为的思维惯性。比如：将个人选择合理化、正当化（认知失调），以为大家都在做所以自己做也没问题的（从众效应），对自己眼前的小行为不以为然，无法和行为效果相关联（花生米效应），被迫或被强制的状态下出现相反的态度或行为（逆反心理），带着情绪或直觉行动或作判断（心理捷径）。

方案 2

习 惯

改变习惯，
激发个人效能

轻松地养成好习惯的技巧

支配自我习惯就是支配人生。

—— 佚名

所谓卓越，是练习和习惯的馈赠之物。
我们不是因为美德和优秀品质才有正确的行为，
而是有了正确的行为才拥有了美德和优秀品质。

—— 亚里士多德（古希腊哲学家）

••健康问答••

40% 的日常行为都是在无意识中进行的

你认为我们在日常生活中的各种没有深思熟虑的习惯性行为有多少呢？约占 40%。很多无意识的行为习惯几乎都会在我们不知不觉中反复出现在同一个场所或类似的场合。

一天结束后，你可以回想一下今天自己在无意识状态下做出了哪些行为。比如，刷牙、洗头、洗澡、在通勤车上收发邮件、睡前做拉伸运动、把家门钥匙放在玄关的固定位置、休息时间去外面抽烟，等等。每个人都有不同的日常习惯。那么你的日常习惯中有益健康的行为和有害健康的行为分别占多大比例呢？有没有什么想戒掉的习惯？有没有暂时未形成但一直想养成的好习惯？在我们日常行为中，肯定有一部分是我们根本不把其当作习惯的行为。

我们可能觉得健康的行为习惯就是吃健康的食物，尽量少抽烟、喝酒，定期做运动，等等，充满了努力过严格自律生活的味道。**但是，做出习惯性行为是最轻而易举的。因为一旦形成习惯，即使本人无意**

识，也会"自动地"做出该行为。也就是说没必要为某些习惯而烦恼，或是拼命努力要改变它。

比如说，你有没有努力去刷牙？绝大部分人应该都不认为刷牙也要拼命努力。我小时候非常讨厌刷牙，每次吃完饭，爸妈在家里就像警察抓坏蛋一样追着逃跑的我去刷牙。不知为何，上了小学后，我觉得如果不刷牙，心里会很不舒服（感谢爸妈强迫我养成了刷牙的习惯！）。这时我才真正成功地把刷牙变成了习惯。

一些事情令人难以置信，比如以前不下很大的决心，就完全不想运动，但现在去运动就像每天都要刷牙一样，不需要破釜沉舟的勇气也能轻松做到。以前讨厌做的事能自然而然地加入到日常生活的活动路线中，并能在无意识中去完成，这就是习惯性。本章将在科学理论的基础上，告诉大家自由操纵习惯的诀窍。请大家边在脑中回忆自己的日常习惯，边阅读本章内容。

本章中出现的"意志"和"意图"两个词是明确区分使用的。前者在英语中是**"will"**的意思，常表示**"意志力"**，意志指的是支配自我开展或停止某些行为的力量，简单点儿说就是成功将某行为习惯化的意志力。后者在**英语中是"intention"的意思，意图是指实施某特定行为的明确想法**。行为科学中把**实际想要做某事的意图叫作"执行意向"**。

新习惯的养成平均需要 2 个多月的时间

关于健康习惯形成的研究不计其数。但是令人惊讶的是几乎没有人对习惯形成所需的时间进行研究。不过，这也是因为没有切实的证据。老实说，让一个研究人员为此给出某些特定数据确实是强人所难。不过，可能很多人只是想要一个大致的天数罢了，那我在这里介绍一项研究。

在英国，某个追踪成人习惯养成的研究中，实验人员首先让实验对象选择一项之后想养成的习惯（也就是目前并没有形成习惯的行为）。比如说早餐后喝水、傍晚边看电视边吃一片水果、早饭后散步 10 分钟、早上喝完咖啡后做 50 个俯卧撑，等等。我先说结果——实验对象养成新的习惯平均花了 66 天。不过，**按照习惯行为的种类和实验对象本人的状态不同，花费的时间也有很大差距。**有 18 天就形成习惯的，也有 254 天才形成的。

从实验结果能得出以下三个方面的结论。

第一，**习惯本身不会很快就形成**，一般要花一定的时间。提到习惯的养成，人们常说"21 天就能养成一个习惯"。其实这里的"21 天"，完全是一个不相干的领域的数据堂而皇之地在传播错误信息罢了。这句话原本是一个美国的美容整形外科医生撰写的自我提升类书籍中的一句话。原书中说：做完整形手术的病人需要用大约 21 天的时间去适应自己的新面貌。这句话不知何时居然以讹传讹成了"习惯的养成需要 21 天"。如果不知道这背后的故事，那些期待自己 21 天就能获得新的好习惯的人，肯定会因为到了 21 天却没能达到目的而灰心丧气。

这个数据毕竟是某项研究的结果。如我在上面讲的一样，养成一个新的习惯平均要花 2 个多月的时间，不同的人和不同习惯的形成需要花费的时间不同，长则有 8 个多月的时间（254 天）。其他还有论文表示，研究习惯的形成然后再去养成习惯，至少需要几个月的时间。因此，养成某一习惯需要一定的时间，我们要有耐心。另外，习惯形成的特点是每个人养成习惯的过程是不尽相同的，甚至区别很大。因此不同的人相互比较可能没有太大意义。**该论文还写道：即使很多人一开始斗志昂扬地表示要改变习惯，但他们中有一半人在新的习惯真正形成之前就举手投降了。**不知道你认为"一半"的人数是多还是少，不过想到有一半人都坚持不下来的话，你是不是会觉得轻松了一些？

第二，养成某种习惯，**最关键的是初期阶段**。该研究认为，在初期阶段，不断地重复进行想要形成习惯的行为，可以更早地将该行为提升到无意识下就能做的动作（自动进行的阶段）。因为在反反复复的过程中，有意识的动作会上升为无须思考自动进行的动作，所以在初期阶段最好能沉得住气，耐心多做练习。不过，这也要考虑到该习惯的难易程度。比如说回到家就洗手的习惯和睡前拉伸15分钟的习惯，两者养成的难易程度绝不一样（后者必须考虑拉伸的部位和顺序，所以比较难）。

第三，在养成习惯的过程中，即使处处失败也没关系。这个结论对很多人来说是个喜讯。比如说当你想养成某一习惯时，其中有一天没有执行，但只要第二天继续执行，前一天的一次耽搁对形成习惯并没有什么大的影响。因此，即使耽误了一天，也不要因此对自己失望，最重要的是重新调整心态继续进行。但是，要注意的是不能拖太长时间。有研究表明，如果这个人耽误的不是一天，而是拖拖拉拉地耽误一周以上，那么他就很难养成某个习惯。因此，在培养习惯的过程中，要避免把"耽误了一天"变成拖延一周以上不去执行。

在一个以养成运动习惯为目的的研究中，某个实验对象在前五周练习期间，休息了一周，导致最后的研究数据并不乐观。还有一个关键点在于暂停练习的时机。虽然是练习习惯的养成，但并非每天都要咬紧牙关拼命完成目标。从数据上看，一个星期用五天的时间进行练习，这样完成目标的过程安全而平稳，对练习者不会显得太严苛，这种分配练习和休息时间的比例是较好的。当然，如先前所讲，仅仅用这一项研究习惯养成的数据是远远不充分的，还是希望以后有更多相关方面的研究数据。不过，上面的研究结果也揭示了习惯养成过程中的重点。

•• 方法落实 ••

1. 形成习惯的关键点以及 4 个阶段

我们现在可以假设自己是一个研究人员，一起来思考一下"习惯"究竟是什么。心理学领域对"习惯"是这么定义的：**习惯指的是以回应过去反复进行的行为所处状况的形式，自动形成的行为模式**。这个定义读起来恐怕让人一头雾水。实际上这个定义中隐藏着习惯形成的重要关键点。

直觉敏锐的人想必已经看出来了，关键词就是**"反复""状况"**这两个词。一种习惯的形成，并非只靠某种行为就能成立，而是处于某种状况中，也就是**以适应该行为实施的环境的形式，在反复重复中形成的**。因此，特定状况变成了某种信号，可以联系到特定行为上。

行为科学理论认为，不同的行为，其习惯养成的难易程度不同。因为复杂的行为做起来不容易，因此复杂行为的习惯养成需要花费更多时间。虽然很多行为被统称作"健康行为"，但其实各有不同。比如说疾病检查或体检的行为、接种疫苗的行为，还有从饮食和运动上预防疾病的行为，等等。比如说有些行为是做或不做，二者选一（例如：做不做疾病检查或体检、是不是接种疫苗），有些行为是要持续做或是不做（例如：戒烟或戒酒），有些行为需要决定细节内容（例如：饮食或运动），等等。不同的健康行为习惯，需要不同的方法去改善。

从这个角度来看，在饮食或运动上形成好习惯的话，就需要考虑其内容、时间和量等细节方面的东西，因此习惯养成的难度就大。但是，考虑到上面"习惯"定义中的"反复"和"状况"，如果能够建立一个好的环境，除了那些经常出差不在家的人以外，大部分人在饮食和运动上都能在同一环境下反复进行同一行为，可以说更容易做到行为的自发性。虽然难度较大，但是整备易于形成习惯的环境，可以让行为更方便变成一种习惯。

回到原先的问题上，习惯是如何养成的呢？

据有关研究称，习惯需要经过以下 4 个阶段才能养成。

第 1 阶段，决心：我要这么做——形成明确的意图。

第 2 阶段，行为：把决心放在实践上。

第 3 阶段，行为的反复：每天重复同一行为。

第 4 阶段，习惯的形成：变成了自动反复地进行该行为。

首先，当一个人开始好习惯或改掉坏习惯时，最重要的是要有决心。而且这个决心是出自自己的本心要这么做的。只要下决心是自主自愿的，那在这个过程中的"拼命努力"本身就成了一种**"对自己的褒奖"**。比如你可以回想一下，以前别人催你学习和你主动去学习，两者带给你的心情是否相同。自己主动自愿地做出决定，内心多多少少会涌出一种成就感和满足感，这种情绪就是"对自己的褒奖"。另外，我在本书第 2 章有关"逆反心理"的一节中也说过，人被迫做某事时，会愈发厌恶该事情。

比如说，如果"做运动"本身会给自己带来积极正面的情绪（比如热爱那个为健康考虑的自己，实践自我决定的成就感，等等），那么即使没有什么实际奖励（比如对自己的报酬等动机），也能养成一种运动习惯。下定决心后，首先要花一天或较短时间去研究该行为，并尝试实施该行为。反复进行该行为，直到能够不假思索就能去做的时候，就真正算是养成了习惯。在此过程中，最困难的要数从"决心"到"行为的反复"的过程。首先从"决心"到"行动"的过程是决定实施行为的阶段。众多研究都表明了该阶段的重要性，也就是从决心到做出实践的意图计划并最终体现在行为习惯上的这一过程非常重要。

不过，该过程中必然存在很多障碍，也就是"想做却没能行动起来"。这也是被很多研究中实验对象的经验所证明的。因此，即使失败多次，也不必灰心丧气。有研究称，只有 47% 的人能把自己改变习惯的决心转化为行动，而其他人只是想想罢了。也就是说一个人有养成新的好习惯的想法，但有一半的概率不会转化为行动。所以只要你能行动起来，就尽力地褒奖自己吧！

另外，**有决心是极为重要的，但是，不管人有多大的意志力，还是会受到周遭环境和自己情绪的影响**，这也在本书第 2 章提到过。习惯化的关键**在于必须在承认人的上限和天性的前提下去培养习惯**。在习惯养成的过程中，决心和意志并不能 100% 地转化为行动。目前几乎没有什么研究会把重点放在如何坚定不移地长时间执行最初的决心上，因此这方面还不能说有了十分明晰的证据。即使如此，假如没有决心的话，付诸行动也就无从谈起了。

接下来要讲的是从"行为"到"行为的反复"的过程中出现的"虽然开始做了但是坚持不下去"的情况。本书将在第 8 章详细说明个人的意志是极易受到情绪影响的。虽然想做某件事的心情，也就是意志力很重要，但是仅靠意志力是很难把行为转化为习惯的。

从"行为的反复"到"习惯的形成"这一过程，正是将行为转变成"理所当然的行为"的过程。在这个过程中耽误一天或是偷个懒也不是不允许。但是就如之前所讲过的，短时间偷懒或是休息一天其实没有大问题，无须太担心。而且，在第 4 个阶段，一旦行为变成"下意识化"后，无须过多思考就能轻松做出习惯性行为。到这个阶段后，以前觉得很麻烦、很辛苦的行为，会变得轻松简单了很多，不做的话反而有种不舒服感。图 6 的曲线表示习惯变成的一个过程。横轴表示的是反复的次数，纵轴表示的是下意识化的程度。一个行为越是反复进行，其下意识化的程度就越高。反过来，一个行为重复次数较少的话则很难变成下意识化，因此实践初期是习惯养成最关键的时期。

如果大家有什么想养成的习惯，可以思考思考目前处于以上这 4 个阶段的哪个阶段。

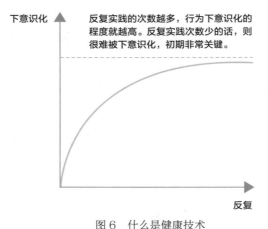

图 6 什么是健康技术

出 处：Lally P, Gardner B. Promoting habit formation. Health Psychol Rev. 2013;7（S1）:S137-58.

2. 如何在生活上刻意养成习惯

习惯的定义中有**"习惯是在某种状况中形成的"**。之后我会说明有关习惯养成的技巧，但其实最重要的是**研究大家目前生活环境中想要形成的习惯**。

比如说，为了锻炼身体想养成散步的习惯。首先重要的一点是要具备"执行意图"。具体来说就是明确时间（when）、方法或状态（how）、场所（where）。

首先时间安排上要易于实行。这里不是指日期、时刻，而是考虑在现实生活中想在什么状态下进行该行为，也就是说**贴近现实地考虑想把该行为放在哪种境况下，哪种状态下能进行该行为**。这一点非常重要。如果是上班族，就想想是放在上班前，还是午饭时间，还是晚饭后？关键不是时间，而是在于**使该行为逐渐变成一种每日必做的行为**。比如说，不是规定好自己每天晚上8点出门走步，而是设定"晚饭后收拾好碗筷就出门散步"。

如果仅仅设定一个时间点，时间有早有晚，就有可能让这个设定失效，或是不得不一直关注着钟表。尽可能地将行为变成一种稳定必做的行为，**其原因在于人的行为是在某种"趋向流势"中进行的**。用一个行为去铺垫下一个行为，这样最终才能养成一个习惯。

另外，一些想养成习惯的行为看上去非常简单，但需要做预先准备。其中最重要的是提前考虑好"怎么样、何种状况下"和"在什么场所"进行该动作。

比如说散步这种行为（看起来像一个行为），对其进行细分的话，如果没有具体的"在哪里""以什么方法或什么状态"做"什么事"，那么这个行为是无法实行的。

» 换一件散步专用的衣服。（决定去外面散步、确认好当天的天气）
» 确认好要带的东西。（决定做什么）
» 去玄关。（准备好一双方便散步的鞋）
» 穿运动鞋。（决定去哪个地方散步）
» 外出去附近的公园。（决定要去的场所）

散步这个行为是上面一连串动作的组合。而且，前一个动作是后一个动作的"信号"。

要保证上面的各个动作更顺利地进行，就要提前做好准备。在洗完碗筷后，换上散步的衣服。首先下班回到家后（为了方便），最好把替换的衣服放在厨房或客厅。因为是晚上散步，所以可以把照明用具或反光安全背带放在厨房柜台上，回家时就把运动鞋摆出来。散步容易口渴，还要准备水壶。整备散步的"环境"，才能与上面的动作集合串联起来。只有这样做，才能改变自己原本的行动路线——歪在沙发里摇摇晃晃地看电视。提前做好准备的目的，其实就是在执行具体行为之前，调整一下心态，让自己不会觉得该行为非常麻烦，可以不假思索地规划行动路线。之后，只需稍稍动作，就像顺势而为一样，下一个动作自然而然地就出现在了行动路线上。换完衣服后去厨房拿水壶，到玄关穿上运动鞋，剩下的就是打开门走出去了。这一套动作下来，很少有人会打消出去散步的念头。

养成锻炼身体的习惯的重要因素之一就是决断力。一个人做决断时，往往容易拿天气太冷、过于麻烦、没有时间等当借口，这在情绪上就已经失败了。这时候就要当机立断，提前整备好环境，以便于实行计划。首先，当你想把散步培养成习惯时，你可以考虑将散步分解为几个步骤，看看从哪个步骤开始，散步这个行为就实现了，然后再研究一下行动方案——如何才能将分解出的初始动作与日常生活常做的动作（这里是指洗完碗筷）联系到一起。

而且，最好能下功夫让这一连串的动作流畅地做下来。这种能一想到某个东西就立刻行动，或一看到某个东西就能立刻想起某一行为的信号，用专业词汇叫作**"提示因素"**。

在上面所说的过程中，**为了进一步提高行为的执行率，可以设置一些提示因素**。比如说用手机等设置一个在吃完晚饭后作为提醒的铃声，或者在洗完碗筷后去洗手间的路上放置散步的替换衣物，或者为了激励自己，在玄关处贴上加油打气的短句或格言，等等。

研究表明，**养成好习惯的诀窍就是在同一状态下（场所、时间），反复进行同一行为，这样才容易形成习惯**。其中最重要的一点就是**"保持状态的稳定性"**。不断地让新的习惯行为纳入我们日常的行为路线中，建立一种顺势而为的"趋向"。上面所说的步骤可能不适用于那些偶尔才洗一次碗的人，这些人可以考虑设置其他的"状态"，比如说"回到家就马上开始做"之类的动作，让这个行为习惯能顺利地融入到日常稳定的行为路线上。

在设定某些状态时，**重要的是在已经形成的某个习惯上仅仅叠加**

一个新的想要养成习惯的行为。举个反面的例子。"吃完饭刷完牙后去散步"。在这种设定下，是先刷牙还是先散步？先后顺序不同，就会引起完全不同的状态变化。那么，这种状态就没有什么稳定性了。有研究表明，在一个稳定的习惯上叠加多个行为，想要养成习惯的行为就会与其他行为搞混，失去将行为习惯化的契机。那么我们就要建立一个稳定的状态——"洗碗后刷牙，然后再散步"，像上面提到的一样，将每个步骤细分，确保稳定的行为路线和准确的下一个动作的信号。

比如说，没有什么特别状况的话，我早起会做自己和丈夫的午饭便当。平常我们尽量吃糙米，但是蒸糙米需要花时间，我早上实在起不来时就没时间做便当了。那么午饭就要下馆子，但是下馆子又花钱，餐馆饭菜的糖、盐量又过大。而且，我午饭饭量比较大，在外面吃即使要大份的也不够吃，只好拿很多零食充饥挨到下班。所以对我来说，不自带午餐，会引发各种有害健康的连锁行为。在这种反反复复失败的过程中，我逐渐意识到当自己没有充足的时间做便当时，早起马上盛出适量的糙米，洗干净后放进高压锅里蒸——这一连串动作让我感觉压力很大。用高压锅蒸糙米要比用电饭锅蒸出来的松软可口，虽然花的时间长，但为了口感我还是用了高压锅。为了改变这种行为模式，我努力把蒸糙米的一连串动作简单化。

像这样，当你想组合不同的行为，养成复杂的行为习惯时，要注意把最初行为的难度降低，建立一种让该行为顺利进行下去的"趋势"。

还是拿我自己来说吧，现在我试着把比较复杂的步骤——"计量糙米量和清洗糙米"放在前一天晚上做好，第二天早起直接把高压锅放在炉子上就万事俱备了。我正在努力建立一个让该过程顺利进行下去的状态。行为路线也是从卧室直接到厨房，起床后就沿着直线完成该动作。那么，即便我是半睡半醒地起床，也能完成这一系列动作。

因为前一天晚上有"明天也要带便当"的明确计划，我就能提早把最麻烦的一个步骤做完。以前我把糙米装在袋子里，捆上皮筋后放在柜子里，现在买了新的米箱，我会装上糙米后把它放在显眼的位置，进一步简略计算清洗的步骤和路线。准备到这一步，我能更容易地实现前天晚上的决心，把条件都准备好后，第二天早起后（前一天准备的太充分了，不蒸饭对不起自己已经付出的劳动！——内心也有这种心理活动）也能马上行动起来。另外，还有铃声作为提示因素，手机里还设置了提醒事项，告诉自己"把糙米放炉子上"。

比如想养成周末去健身房的习惯，那么去健身房之前的动作路线的第一步就非常关键。也就是说，只要"拿健身用衣物，再穿运动鞋，最后出门"这一套最初的流程能建立起来，那么除非有很特殊的状况发生，否则一般来说不会出现半途作罢想回家的情况。所以，我认为，最好在你有明确意图的前一天，就要准备好运动衣物和运动鞋。这其实与骑自行车是一个道理，只要最开始蹬车蹬得顺利，那之后骑起来应该都能顺利往前走。

等我开始用这种"作战"方略做便当后，失败的情况居然几乎完全消失了。我居然在丈夫的公司建立了一个每天为他做爱情便当、奉献型贤妻的形象（笑）。其实要我说的话，我只是想轻松简单地养成一个健康的好习惯，我找到了为何自己绞尽脑汁却失败的原因，现在只是稍微改变了自己的行为路线和所处状况罢了（为了丈夫的名声，我让他负责饭后收拾碗筷）。如今，一旦我早上不做糙米饭，就会觉得少了点儿什么，可以说这个习惯的养成已经成功了。

3. 为了戒掉坏习惯，要避开各种风险状况

戒掉坏习惯其实和养成好习惯本质上是一样的。环境设定的重要性不仅体现在养成好习惯上，想戒掉坏习惯时，也要尽可能地避开任何容易引起该行为习惯的环境或状况。

抽烟、过量饮酒、看剧吃很多零食、经常熬夜，等等，我相信每个人都想戒掉类似的坏习惯。我们尽可能地仔细回想一下，自己身上的坏习惯一般是在什么情况下出现的，坏的行为习惯有没有什么出现的契机或引子，等等。

上面我们提到并介绍了一个叫"提示因素"的专业词汇。同样，在戒掉坏习惯上，把这个引起该行为或坏习惯的"因素"从自己的日常生活中剥离出去，也是很重要的。

比如说有人想戒掉有害健康的零食。他们反思自己的日常生活时，就会发现自己下班后从公司到家里的途中，总是会顺道溜达到便利店买一堆垃圾食品。那么买垃圾食品这一行为的提示因素（信号）就是路过便利店。要改变这一行为习惯，就不要走便利店前面的路，可以改走便利店街对面的路，让自己不再靠近便利店。还有那些想戒烟的人，仅仅从生活中远离香烟是远远不够的，烟灰缸、打火机都会变成抽烟的信号。这些东西会自动制造一个让人想抽烟的环境，让戒烟计划彻底失败。因此，要想戒烟，就要把这些和烟有关系的东西全部清除。避开任何一种容易引起坏习惯的环境或状况，才能创造形成新的好习惯的机会。

改变行为的信号并不仅仅是有形的。以前，我曾参与过某项禁烟的研究项目，对抽烟的人做过采访调查。我经常听到受访者说：一个人的时候不抽烟还好，但是跟抽烟的朋友一起喝酒聚会的话，就忍不住抽起来了。所以，最好的解决办法就是不参加这些聚会。实在不行的话，聚会地点可以选择禁烟的饭店或是邀请一些不抽烟的朋友参加，

也就是尽可能地创造一个不抽烟的环境。我们总觉得只要喝酒就少不了抽烟，把责任推到"酒"身上，其实罪魁祸首是环境氛围。

有研究报告称，英国开始在酒吧和公共场所全面实行禁烟政策时，有 42% 的人虽然知道不能抽烟，但依然会在酒吧用打火机点烟。这种虽然环境状况出现了变化，却依然会进行平常的行为或不自觉的行为的现象，被称为**动作失误（action slip）**。特别对于喝酒时抽烟的人来说，烟酒是不分家的，因此他们去酒吧等场所时，想都不想就带上了打火机，尽管他们知道那里不能抽烟。

其实，不仅仅是抽烟的习惯，还有饭后吃冰激凌、晚饭后赖在沙发上边看剧边吃薯条等，这些无意识的行为可能并非是你的本愿，而是环境的力量在搞鬼。**我们应该想各种方法，避免制造出这种动作失误出现的环境或状况。**

4. 无法戒掉坏习惯时，如何打破僵局

（1）为改掉坏习惯而去设定目标的做法常常会失败

上面已经讲过，要养成一个新的好习惯并非一蹴而就的事情。其实，想戒掉一个坏习惯同样也不是轻而易举的。一般来说，当我们想戒掉一个坏习惯时，首先就是给自己定一个目标——到某某（时间）之前必须戒掉。可是，有很多人原本以为自己能做到，到最后却没能达到目标，于是在反复的挫败中不断地失望，以至于到最后开始自我厌恶，甚至觉得与其改掉坏毛病，还不如改变自己对它的认知来得更容易些。这其实是一种思维认知上的扭曲。比如说"戒烟戒不掉，反而增加心理负担，有害健康，还不如不戒烟对身体更好"，这种就属于认知扭曲。

还有一个老生常谈的东西——人的意志力本身就很脆弱，会受到

情绪和环境的极大影响。人们因戒不掉坏习惯而感到自己意志力脆弱，这正好验证了行为科学的理论。因此，为注定失败的方法而灰心丧气实在是不值得。

设定目标的方法能起效，仅限于那些坏习惯尚未根深蒂固的情况。设定目标的本质其实是建立"行为意图"——在某一时刻前做出某一行为。建立这种行为意图后，我们可以明确应该朝着目标做哪些事，明白如何避免做出可能导致失败的行为。但是，有一些研究实验的结果证明：那些已经根深蒂固的老习惯是很难通过设定目标，靠个人执行计划来改变的。而且，在同一环境下反复进行的行为已经变成老习惯，即使想靠意志力或个人刺激去做出改变，依然存在很多困难。

这里介绍一个有关吸烟的研究。该研究结果表明：如果一个抽烟者处于青春期，而且抽烟还未变成顽固习惯，那么即使在抽烟的环境中，他也可以靠建立"实行意图"（决定戒烟并开始转化为实践的意图）戒掉抽烟的习惯。但是如果是一个抽烟已经变成顽固习惯的人，即使他的实行意图极为强烈，也戒不掉烟。习惯一旦变得顽固，即使有意志力，自身还是会倾向重复原先的行为，最终也不会有任何改变。虽然设定目标或下定决心是很重要的因素，但是仅靠这些还是会出现各种问题。我们会因此对屡战屡败的自己失望不已，甚至到最后把改掉坏习惯的念头彻底放弃。为了避免出现这种结果，我们要深刻认识到改变行为习惯的困难程度，然后再想办法进行改变。

（2）意识到引发坏习惯的环境状况和信号暗示

首先，我们来想想影响健康的这些坏习惯是如何形成的。拿抽烟来说，应该没有人在一开始就决定用一天抽30根烟来形成抽烟的习惯。大部分人是在与有抽烟习惯的同事或朋友喝酒、聚会，或是刚进公司受到老员工的邀请等"状况"中才形成了抽烟的习惯。很多习惯的形成过程存在某种状况启动的"信号"，但是，坏习惯形成的"信号"却没有引起注意。这其实是习惯的一大特征。

这里的"状况"并非是指一种场所，还包括所处的时间和环境等因素。比如说有时候当我们有压力时，会增加甜食的摄入量，尽管平时不会吃那么多。加班时要买夜宵，去便利店买东西时，不小心就抽了一根烟。这种情况下，要尽量避免让自己产生压力，或是即使有压力，也要想办法避免自己处于引发坏习惯的状况中。比如说，如果某些人和你一说话，你就感到焦虑不安，那么就让自己远离这些人；有压力的时候，尽量在家里放一些健康的小食品，而不是一吃就停不下的甜食。

当你想戒掉某些已经顽固的老习惯时，最好能找找引发该行为习惯的"启动机关"是什么，然后研究一下如何规避这些因素。

（3）认清坏习惯和诱惑的区别

另一个戒掉坏习惯的**关键点就是理解什么是诱惑**。坏习惯和诱惑看起来很相似，其实本质上是有区别的。上面讲过，几乎所有的习惯都是由环境引起的反复性的行为。如果没有足够的敏锐，很难弄清楚是什么"启动"了习惯，比如说吃完饭去洗漱台刷牙的习惯。一般来说，很多习惯是在某一场所的某种状况下不自觉地想采取某一行为。

而诱惑则是想要拒绝、回避，但却因为某个刺激而深陷其中。包括空腹感、口渴、性欲在内的刺激，会直接诉诸于人的情绪和直观感受上。这个过程中，明确存在作为诱惑根源的"刺激"。比如抽烟，烟灰缸（视觉上的）、香烟的烟雾（嗅觉上的）等就属于刺激物。而甜食的诱惑，则是从飘散着香甜气味的面包店前走过，或是上下班的路上能买到便宜零食的铺子，等等。

有时候，我们自以为的坏习惯也许本质不是习惯，而是诱惑力较强的事物。实际上有研究表示，人试图去控制的行为中，有 12% 是坏习惯，而 38% 是因为诱惑形成的。那些明显因为看见某事某物或是闻到什么味道而"启动"特定行为的人，就是因为受到诱惑而无法戒掉坏习惯。所以最理想的方法，就是要驱除那些产生"刺激"的事物。即使肚子不饿，但人一看见某些东西还是想吃。我们可以回顾一下自己的五官感觉，看看自己的坏习惯对什么才会起反应，认真找出诱惑产生的根源。

而习惯是不同的，习惯与包括场所在内的环境状况有很多关联。我们要集中注意力，认真观察什么样的环境或者状况对自己发出了坏习惯的行动信号。比如说，每天在公司吃完午饭后，就到外面散步，顺便再抽根烟。那么，我们就要导入一个新的行为，切断坏习惯的怪圈，比如说吃完午饭外出（到这里是不变的）后，不是去散步，而是换成其他行为。

还有比较重要的一点是，在充分分析"想戒掉的习惯"之后，切不可过于拘束自己。比如说准备改掉坏习惯，却思虑过多，导致脑子里全是这件事情，全然顾不上其他，或是辛苦忍耐反而出现了反弹，等等。另外，我们心里要明白，并不是所有人都能成功地斩断坏习惯。明白这一点很重要。有研究结果表明，在不使用药物去戒烟的情况下，刚开始 8 天内放弃戒烟的人是最多的，6 个月后仍然能坚持不抽烟的人只有 3%—5%。

我们应该把自己当作个人日常生活的监察员，认真地回想一下生活中哪些状况或事物是自身坏习惯的元凶，让我们不自觉地反复这种不良行为。到底是诱惑，还是环境，还是状况，还是三者都有？只有找到其根源才能制定好对策。

（4）把"不要做某事"变成"要做某事"

据说接受新东西要比戒掉老习惯简单得多。另外，也有研究表明，

反复提醒自己"不要做某事"，对于养成新的好习惯没有太大帮助。因为有意识地提醒自己"不要做某事"，其实也是提示自己"要做某事"（想着不要抽烟，最后却在考虑抽烟），把着眼点放在"不要做某事"上，就需要自己时常注意不能出现"错误行动"。

换句话说，不断地提醒自己不要做某一行为，需要比平常有更高水准的自我控制能力。这样一来，虽然自己耗尽了意志力，但真正到了需要自制力的关键时刻却掉链子了。对于想改掉某一习惯的人来说，形成新的习惯最重要的是，设置某些信号，用新习惯去代替老习惯。因为将行为信号与"要做某事"相关联，要比将行为信号与"不要做某事"相关联，做起来更简单，更容易。

对于意志力强或是信心满满的人来说，形成"不要做某事"的习惯也许会成功，但是众多研究认为，比起养成"要做某事"的新习惯，形成"不要做某事"的习惯需要更多次的重复。如前面所讲到的一样，当人们刻意地提醒自己不去做某事时，关注点就不得不放在这件事上，致使自己不得不一直关注和思考这件事，最后很容易变成一种执念——自己的精神全部集中到这些原本想要改掉的行为上。因此，**如果你有什么想要戒掉的习惯，可以把"不要做某事"变成"要做另一件事"，替换为一种新的、能动性的行为，也就是制订一个形成新习惯的战略。**

以下就是替换的例子：

> » 戒掉零食→肚子饿了就吃水果
> » 戒烟→想抽烟时就嚼嚼戒烟用的口香糖
> » 改掉吃撑的习惯→吃东西细嚼慢咽
> » 改掉睡前刷手机的习惯→睡前读书
> » 改掉过度饮酒的习惯→喝一杯酒后，剩下的改喝水或饮料

这并不是在"不做某事"上钻牛角尖，而是用新的好习惯去代替原先的老习惯，有意识地去养成新习惯。

（5）善于利用那些容易养成新习惯的人生节点（就业、搬家、结婚）

前面讲过，在养成新的习惯方面，环境因素很重要。改变环境状况最佳的方法是通过人生的大事或一些较大的改变，比如说就业、入学（毕业）、自我提升或进一步深造、搬家、结婚（离婚）、产子、工作调动、晋升，等等。也可以利用过新年或开始新季度年度等周期节点，方便从心情感觉上开始新的行为和习惯。英语单词"context"含有环境、背景、事件、状况等意思，正如这一单词所包含的意思一样，当人生的背景或路线出现改变时，也正是改善健康习惯的好时机。用行为科学的专业词来说，就是"habit discontinuity hypothesis"（习惯的非连续性假说）。实际上，在包括运动习惯、看电视、开车在内的与环境相关的行为领域中，这种"环境改变，习惯也会改变"的假说也逐渐被证实。我们可以最大限度地利用那些能改变每天行动路线的机会。

比如说，搬家和就业是大幅度改变生活路线的人生大事，可以好好利用起来。**在选择新家时，不仅要考虑交通的便捷度，还要考虑到哪些环境能让自己更快地养成健康的生活习惯。**方便锻炼身体的环境也很重要。新家附近是不是晚上也方便走路散步？新家附近有没有适合舒展身体的公园？也许还得留意新家附近有没有小酒馆、能抽烟的咖啡馆、餐厅、酒吧或者便宜的零食店，等等。

近期的研究表明，附近有没有能买到健康食材的店铺，有没有像公园一样能锻炼身体的公共场所等，这些条件与周边居民对各类蔬菜和水果的摄入量、营养状况，以及每日走路的步数等身体活动程度都有关联。调查显示，居住地离售卖生鲜食材的店铺较远的人，能保持健康饮食生活的概率比较低，只占 25%—46%。近期有日本的研究发现，附近有没有食材店铺与居民的营养状况、护理保险的风险以及死亡率有关联。

职场岗位变动也是一个机会。我们可以从这个角度，在新工作新岗位的周边找找有什么事物有利于新的好习惯的养成。

另外，家庭构成出现变化时，家庭成员每日的活动内容也会发生变化，可以利用这个契机，在建立新的日常生活模式的同时，加入新的行为习惯。比如结婚或生小孩等家庭成员增加时，离婚、孩子去上大学、家里人去外地长期工作等家庭成员减少时。在这些人生节点上，不管你愿不愿意，都必须改变之前的生活方式。既然必须改变，索性利用起来朝着健康的方向引导。有新的家庭成员出现时，可以与伴侣或是家人一起养成新的好习惯。比如说和家人一起吃饭，三餐摄入一定量的蔬菜，等等，可以找找能和家人一起做的事情。如果家庭成员减少，腾出来的空间或时间可以利用起来，做一些以前想做却一直没能做好的事。

不过，环境发生较大变化并非全是好事，也可能以前养成的好习惯到了新的环境就进行不下去了。比如说，包括日本在内的很多国家有报告称，因为传染病疫情的影响，很多人的工作和生活方式出现了变化，其健康的行为习惯也发生了改变。

例如，有的人工作上不再频繁去海外出差，可以远程办公，不用倒时差，也能获得高质量的睡眠，聚会减少，可以腾出固定时间做运动，等等，于是在日常生活中养成了健康的习惯。但另一方面，如流行热词"疫情肥胖"的字面意思所示，一部分人宅家时间变久，缺乏运动，虽减少了外出用餐的机会，但会在家里长时间吃个不停，喝酒抽烟的机会也会增加。

总之，环境的改变会很大程度上影响一个人健康的行为习惯，不论是积极的还是消极的。能长期保持良好生活习惯的人要尽可能地谨慎小心，注意不要让好习惯因为新的环境而消失。而想要改掉坏习惯的人，则可以利用环境的力量，整备让健康的行为习惯更容易形成的环境。

5. 培养好习惯的窍门

我们在掌握习惯养成基本技能的基础上，为了进一步加速习惯形成，下面介绍几个窍门。

（1）从各种细微处刺激自己的满足感

习惯养成技巧第一步是自主地选择和决定把什么行为养成习惯，然后把自己的计划落实到每一个简洁且具体的行为中。比如说在做出选择和决心的阶段，"我决心每天做运动"的决定确实不错，但是在落实到行动上时，每次不得不考虑"在哪里""怎么样进行""什么运动"，这就变成了一个复杂的任务，不自觉地变成了负担。因此，在实施习惯养成计划时，最关键的是有具体的设定。

习惯养成计划最重要的是尽可能地具体和简洁易操作。比如说，可以将计划细分为进行的场所、时间（可以是具体时刻，也可以是像之前讲过的在某件事之前或之后）、何种运动、多大程度（运动的时间或次数），等等。

把"每天做运动"细分为"每天晚上，收拾完碗筷后，在家附近快走 15 分钟"。

习惯的养成很重要的一点是自主选择和决定，因为这样有利于建立"执行意图（真正想要做什么事情的计划、意愿）"。如前面提到的一样，做自己决定好了的事情，其本身就是对自己的"褒奖"。

不过，是否应该在形成习惯的过程中增加刺激（褒奖），这一点还存在争议。现在依然有很多研究在探讨养成健康的行为习惯是否需要刺激以及刺激的大小。比如说最近流行的一种说法是：行为持续一段时间后应该获得某些东西，也就是按时间长短进行不同的刺激，这对于习惯的养成可能有效果，但这一点还尚未有明确的证据支撑。

据称，外部褒奖有助于习惯养成这一说法，是在褒奖并非是行为目的的情况下才起效的（指即使没有褒奖也会积极养成习惯的情况）。简而言之就是，褒奖有时会有助于习惯的养成，但是过度依靠褒奖并不是什么好事。

自己制造"褒奖"其实也是日常生活中可利用的刺激之一。其中有一个方法叫作"temptation bundling"（诱惑捆绑），指的是将自己喜欢做的事和提不起兴趣的事捆绑到一起做的意思。

比如说，必须锻炼身体，但是又提不起什么劲儿时，就告诉自己"在家附近走上 30 分钟，就可以回家看最爱的电视节目"，将对自己有诱惑力的事情（这里指的是看电视节目）与有困难去展开行动的事情（在家附近走 30 分钟）结合起来，完成了不感兴趣的事情后，就能享受对自己有吸引力的事。这种方法的好处就在于既能更容易展开自己不情愿的行为，也能毫无负罪感地充分享受令自己快乐的事。而且，这种方法还能更简单方便地获得自己期待的结果，我们可以在生活中尝试利用这种方法。不过，我们要注意避免让好不容易快要养成的健康习惯，因受到这种方法中"诱惑之物"的影响，变得前功尽弃，功亏一篑。（例如：抽烟、喝酒、吃垃圾食品等。）

另外，有研究称：**比起以个人为单位接受的刺激（报酬、形成动机的事物），以集体为单位接受的刺激更有效。**因为，人在集体中获得认可本身就是对自我的褒奖。金钱或物质的褒奖很多时候能起到的效果是有上限的，在做自我挑战时，不妨和亲朋好友一起，把社会性的赞美当作褒奖。

刺激大致可以分为两种。**一种是外部刺激**。航空里程数、积分、现金或高昂的奖品等相当于外部刺激。其中，如果是能被给予的某种褒奖的话，甜食也算是一项褒奖。**另一种刺激是内部刺激**。像喜悦、满足感、幸福感等刺激是从自我内心滋生的，属于内部刺激。

如先前提到的，这种给予褒奖的方法尚未有证据支撑，它指的是对一定时期内的成功给予褒奖。但是这种褒奖显而易见有利于习惯的养成。比如说有人决定每周运动 5 天，有人想戒烟，如果这些行为坚持了 3 个月时间，就可以去旅行庆祝。自己设置的刺激只要能形成动机、有利于习惯养成就行。

反过来说，如果一个人接受的刺激变成了经济和生理上的负担，或是过度受制于是否有刺激褒奖，这样反而不利于习惯的养成。过去的研究也表明，如果受到外部因素的过度影响，习惯养成很难顺利进行下去。实际上，有研究称，如果某一行为是为了获得褒奖或避开惩罚，那么，它与那些本心想要养成的习惯相比，更难去反复进行。

还有一个在健康的动机形成中常常出现的问题。**如果把"compensating behavior"（补偿行为）作为刺激褒奖的话，很容易赔了夫人又折兵。它还有另一个名称叫作"moral licensing"（道德许可）**，指的是一个人在做完一件有益健康的事后，他认为自己做一些对健康稍稍有消极影响的事或是不利于健康的事，也是无妨的。比如说一个人今天已经散步了 15 分钟，如果他奖励自己可以吃很多甜食或尽情地享受啤酒的话，虽然有助于鼓励他锻炼身体，但是在饮食上这种刺激则会给他带来消极影响。健康的身心是综合行动的结果，并非仅做好某一项事情就能收获健康。我们在为自己设定褒奖时，注意不要让褒奖给其他方面带来负面效果。

有研究表明，**自我行为本身带来的积极情绪能够刺激自己时，长期坚持下去会让自己保持一个好心情，最后能不受外部因素干扰，从而养**

成好习惯。比如说，对能坚持 1 个月好习惯的自己感到非常自豪，这种自豪就会变成一种干劲和士气，让好习惯能更轻松地坚持下去。实际上确实有研究报告声称存在没有外部褒奖也能成功养成好习惯的案例。

（2）寻找无法做出健康行为的根本原因

本书引用的多个证据，来自我研究生时代所用的教科书，该教科书中有一章的观点可能让人大吃一惊。这一章认为**"自控力是有限的，它和肌肉一样会疲劳，需要休息才能恢复"**。这段话恰恰证明了即使一个人有强大的意志力，那么他的行为依然会很容易受到环境和情绪的影响。我们在理解意志力上限的基础上，有必要去好好地分析其对策。

上面提到过习惯的养成最关键的是在初始阶段。在养成习惯的最初阶段，应尽量选择自己身体不怎么疲倦，而且精神上没什么压力，内心也没有焦躁不安情绪的时间段。比如振作起来坚持 1 个月或 4 个月的时间，在心绪从容稳定、工作上没什么压力的时候开始行动是最好的。这样才能最大限度地发挥自控力的作用。

在自制力上，我自己也经历过多次失败。我平常很注意采用健康的生活方式，但是曾经在纽约工作的那段时间，每 2—3 个月就有一回，我就像着魔一般，极其渴望吃垃圾食品，尤其是美国汉堡店里重盐重油的炸薯条。这种薯条盐分高、油脂大，吃完以后，我就会肠胃消化不良，口干舌燥导致过量饮水，而且身体还会浮肿。最后我自己都讨厌起了自己，每次都后悔不迭地嚷着"要是没吃薯条该多好啊！"为什么虽然我很在意健康的生活方式，但有时候却又极为渴望那种让我吃完就后悔的食物呢？这简直难以理解，于是我就留心观察是什么东西让我出现了如此前后矛盾的行为。我摸索着这个令自己着魔的问题，然后发现了自己的一个行为模式。

工作太忙要加班（产生压力）导致下班太晚，只好取消晚上的瑜伽课（压力进一步加大）。因为加班，连可以利用做饭时间做正念冥想（一边做某一活动一边把自己的大脑清空，进入冥想状态）的机会也没有（压力进一步增加），最后回到家就随便吃点儿填饱肚子（产生压力）。在家还要工作，造成上床时间推迟（产生压力），出现睡眠不足（这里是产生压力 + 肉体疲惫 + 睡眠不足），第二天无法正常醒来，迷迷糊糊起床去上班（做不了便当进一步产生压力），去饭馆解决午餐，这时候就极其渴望吃垃圾食品，于是跑到公司附近的汉堡店买零食和薯条。吃 10 次薯条就会后悔 10 次，而 10 次都是这个行为模式。

其实，在很多平常的下午出现的"非常渴望垃圾食品而且确实吃了"的行为，如果追溯其根源，几天前就出现端倪了。拿我自己来说，我的工作没有做完，于是各种各样的坏习惯接二连三地出现了连锁反应，最终让我不计后果地冲向垃圾食品。到这里，我意识到加班和睡眠不足是形成有害健康行为的恶性循环的根本原因。于是，我开始制订每日的生活规划，尽可能地压缩会议时间，无论发生什么事都要保证 7 小时睡眠时间。

（3）内心不安、情绪不稳很难养成好习惯

养成新的健康习惯的最佳时机，就是当你内心安稳淡定的时候。**如果睡眠不足、精神压力大的话，你的决断力和意志力就会迟钝、薄弱，对于习惯养成有重要作用的自控力也会受到影响。**在消极精神状态下，人很可能无法冷静理智地思考问题。因此，当你觉得自己有压力、心里不平静，或在时间上吃紧时，也容易退回到原先糟糕的习惯或怠惰懒散的嗜好中，或是更轻易地做出一些有害健康的行为。有研究称，**人在感受到压力时，更倾向于想吃重盐重油多糖分的食物。**

某项针对社交性饮酒者（与他人在一起就喝酒的人）的研究发现，当社交性饮酒人员在压抑自己，或是把自控力过多放在其他问题上时，

他们喝酒会喝得比较多，而且很容易过量饮酒。抽烟相关的研究也证明了这一点。

研究还发现，当一个人长期压力过大时，就算面对没必要吃的东西，他也会吃下去。这叫作自我损耗（ego depletion），指的是当人有压力时，他的意志力会减弱，无法理性思考。

有关自我损耗和自控力的研究，在学术界还尚存争议。我们将其理解为有可能阻碍习惯养成的因素即可。

发生自我损耗时，一个人不仅在情绪上、精神上会受到影响，而且压力会影响他大脑的神经物质，导致他无法坚持去改变原先的行为习惯，最后，他可能会放弃自己在正常状态下设立的目标，倒退回原本的习惯之中。正如我前面讲过的，赞成自我损耗理论的研究人员认为，自控力如果过度使用，不但不会起到作用，反而会让人做出一些有害健康的行为。除了感受到压力的时候，我们也要注意那些"心不在焉"的时候。研究称，如果对正在进行的动作行为漫不经心，毫无意识，让人做出冷静理智判断的意志力是很难起作用的，人很容易倒退回原本的习惯。

有充分的时间去养成习惯这一点也很重要。据称，如果在时间上很吃紧的话，改变原先老习惯的成功率只有30%。相反，如果时间充裕的话，成功率能达到70%。

那么，之前千方百计地去养成好习惯却均以失败告终的人，也许并不是他们在习惯养成的方法上不对，而是其他方面出现了问题，比如说身体和精神上疲惫不堪，压力接连不断，或是在时间上非常吃紧，等等。在我们习惯养成计划受挫，或是向诱惑投降时，我们可以仔细找找自己身上究竟有什么问题。然后，在建立新习惯时，应尽可能地选择情绪稳定、时间充裕的时间段，这一点是很重要的。

（4）究作战预案—预测各种可能发生的局面

前面我们提到，在习惯养成的过程中，有决心有打算虽然重要，但并非有了它们就万事大吉。**在习惯养成前，将自己想做的理想行为做详细计划也是很重要的。**据研究发现，制订具体的习惯养成计划其实要比一个"我要养成健康的习惯"这种泛泛的目标要更有效果。

还有的研究建议，可以制订习惯养成的行动计划，这也是促进习惯养成的方法之一。行动计划分为两种。用专业词汇来说，第一种叫作"action plan"（实行计划），第二种叫作"coping plan"（应急策略）。有实证研究也表明，行动计划对习惯的养成是有效的。该研究称，制订行动计划能促使人去实施计划。制订行动计划之所以有用，是因为当人们想养成某个好习惯时，即使有了机会，但如果这个机会来得很突然，那么人们会把自己的初衷抛之脑后或者是投降作罢。

实行计划的其中一点，具体来说就是提前决定好"if-then 原则"，即"如果有什么情况，我就做什么事"。"if-then 原则"有助于建立把"在哪里、如何、做什么事"具体化的实行意图。比如说，想挑战戒烟的人决定"如果去喝酒，就选一家禁烟的店"。想养成健康饮食习惯的人决定"如果在某某地（餐厅名称）吃饭，就点某某菜（蔬菜多的菜肴）"，等等。要改变坏习惯，养成好习惯，最好能提前设想一下某些自己不自觉地就重复原有行为模式的状况，然后自己制订一个理想的行动计划去避开或克服这些状况。

在这种实行计划中，行为的时机放在"如果"一词之后。这里的时机并不是指时期（时刻），因此，最好在"如果"之后加入自己的某个行为、活动或者能称为行动契机的状况。这样做是因为，如果你把明确的时期（时刻）放入实行计划中，那么在标明的时间来到之前，你要一直处于自我监控的状态。例如，设定"在 12 月份的聚会上"，那就会出现很多问题，12 月份到底是什么状况的聚会呢？因为设定的缘故，行为出现了不确定性，而在 12 月到来之前也不知道自己应如何对应，没有什么具体的对策。因此制定"if-then 原则"是要对不同的状况或活动建立不同的具体行动计划，比如说"在公司的年会上"。

第二点就是应急策略（遇见有难度的状况时实施的计划）。这一点对于那些想戒掉某一坏习惯的人实行起来比较有效，特别是在社交的场合下。 心里想养成健康的生活习惯，可是自己内心总是动摇不定，甚至是随波逐流，这种经历想必很多人都有过，尤其是在与人来往的场合中出现得比较多。

比如说，正在戒烟戒酒的人在酒会聚会上，总感觉有点格格不入，于是为了融入周围环境，就开始勉强抽烟喝酒了。正在减少或避开肉类或某一食物的人和大家一起去吃饭时，不自觉地想跟大家步调一致，于是也点了不该吃的食物。

无论是好是坏，日本人总是很在意周遭人的心思和言行举止。因此，日常生活中学会利用应急策略比较重要。实际上确实有研究表明，那些开始养成锻炼身体的习惯的人，如果制订了精细周密的应急策略，那么实行意图也会变强烈，也更容易让自己开展行为活动。有关抽烟的实验报告称：制订了应急策略的实验对象与没有制订应急策略的实验对象相比较，从统计学角度上看，在 7 个月后的戒烟率上，前者要比后者高（前者的戒烟率是 13.4%，后者的戒烟率是 10.5%）。在制订应急策略时，可以建立多个对策，如"如果我正在减少饮酒量，别人劝我喝啤酒，我就既要啤酒也要乌龙茶，和别人干杯后再喝乌龙茶""如果我正在戒烟，却被人递香烟的话，就借口与家人有约而躲过去"，等等。

从留学时期开始到现在，我已经是保持 10 年的素食主义者了 [准确地说是鱼素主义者（Pescetarian），不吃红肉，吃鱼类或乳制品的素食主义者]。在美国，无论多么偏僻的乡下，都有针对素食主义者的餐饮选择。但是在日本，素食主义者与他人共餐是很劳心费神的。在制订行动计划前，每次外出与人聚餐点菜时，我还是慌里慌张，甚至有时候因为太拘礼勉强自己吃肉，这种情况不止出现过一次。但是自从我制订行动计划后，因为提前考虑了好各种状况的对策，内心不再被外部因素干扰，所以能轻轻松松地养成自己想要的习惯。**我的应急策略是"如果我和别人约定外出吃饭，就提前跟别人说自己不吃肉"**。那么对方在选择饭馆时也能考虑到我的喜好。不过，有时候多人聚餐时，很难选择到适合自己的饭店，所以我制订的应急策略是**"不能选择餐厅时，要提前从菜单中找好自己能吃的菜"**。关于这一点，最重要的其实是一种自信心——与人共餐时不再有压力，能轻松地告诉别人自己不吃肉，不管面对什么状况都能实行自己坚持的习惯。

建立新的习惯就是建立新的生活和新的人生。每个人身上其实都有一两处弱点，比如要改变生活习惯时，总是不自觉地要从众，没有勇气说 no，一感到疲惫就破罐子破摔，听之任之，等等。而如果我们能提前想好应对困难局面的方法和策略，习惯的形成也没那么难。

（5）利用提醒功能

前面提到过习惯是与场所紧密联系的。那么，**在行为活动的场所中，再助力一把就能链接到想要养成的习惯行为上**。而这把助力就是"提醒功能"。英语单词"remind"是"提醒、使人记起来"的意思，也就是说让人想起来某一行为。现在又有多项研究证实提醒功能的有效性，如在升降电梯或自动扶梯旁边贴上"坐电梯不如走步梯"的宣传语，那么步梯的使用率就会上升，在堆放垃圾的场所贴上提醒垃圾分类的标签，也有助于人们认真做好垃圾分类，等等。

手机的短信提醒功能也很有效果。有研究报告称，设置运动时间的闹铃能促进控制体重、锻炼身体、戒烟和糖尿病的自我管理。由夫妻或亲友对自己进行人工提醒也可以，不愿劳烦他人或是嫌麻烦的人可以在自己的手机中设置提醒事项。不过，有报告指出，提醒功能短期有效果，如果长期依赖，有可能效果会减弱，因此，提醒功能可以作辅助功能用。

（6）做记录（自我监测）

做行为记录也对习惯的养成有效。这里有几个原因。首先，行为记录可以提供反馈（评价、回顾的机会）。这种反馈可以是自己的反省回顾，也可以是他人的评价。获得反馈或是给自己反馈的机会能成为一种积极行为的助力。这对于提高行动习惯化的士气、干劲是非常重要的。另外，做记录、随时变更目标也可以避开理想化的目标，设定更容易达到的目标。一般来说，健康习惯形成的成果很多是看不见的，而通过做记录，可以看见自己能朝着一个长期目标一点点地迈进，由此起到激励作用。

有众多研究已经证实了做计划和回顾以往行为的重要性。在某项研究中，研究人员将那些以养成坚持锻炼身体和保持健康饮食习惯为目的的各种方法措施进行汇总，想弄清楚回顾过往的行为是否对形成习惯有效果。他们将有记录和没记录进行分组实验后观察其效果，结果发现，有记录的实验对象对改变行为习惯更有效果。另外，一个以减肥为目的的实证研究的报告称：从结果上看虽然有高有低，但是可以说做记录是有效果的。

（7）制造带来满足感和积极情绪的"装置"

如果你对某个新习惯的养成或者某个老习惯的戒除产生了厌烦嫌弃的感觉，那么，你的努力很可能会功亏一篑。实际上，在有关长期坚持的习惯养成的方法中，带来消极情绪的东西并不会长久存在，反过来说，能带来积极情绪的东西会强化愿意，加倍提升努力的士气并强化承诺（要更加努力实施该行为的意志）。**在习惯化的过程中，积极情绪的重要性也逐渐被证实**。有报告显示，在以减肥（减重）目的而改变饮食生活的女性中，那些因减重而产生积极情绪的人要比那些有消极情绪的人在第二天能更加努力地投入到习惯行为中。

另一个比较重要的是**不要设定一些不切实际的行动目标**。我现在每天的习惯是做瑜伽，但是最开始我兴致勃勃地给自己设定了不切实际的目标（例如：用 3 个月的时间学会某某姿势），然而事与愿违，我身体僵硬，根本做不了高难度的瑜伽动作。每次看见瑜伽老师姿态优美的照片，就觉得自己和人家比，简直是一个天上一个地下，心里很不是滋味，最后竟然越来越不想练瑜伽了。我曾陷入很多次这种想缴械投降的心情低谷。"满足感"对习惯的养成是关键所在。为此，我们要看准什么是现实可行的目标，能设定多大的期待值。我们可以向相关领域的专家咨询该如何设定现实可行的目标。例如，有关瑜伽等运动项目可以咨询该领域的老师，如果想戒烟的话可以咨询戒烟领域的医师，等等，设定目标时可以向有专业知识的人寻求帮助。

另外，这里有几个可以帮助我们收获好心情的方法。比如说找一个非专业导师（lay tutor）——有的亲朋好友虽然不是专业人士，却已经养成了我自己想要的行为习惯。或者是自主性——自己主动进行该行为（并不是被迫的），据称积极反馈也对习惯持续有正面影响。

以前，我在养成做瑜伽的习惯的过程中出现了很多次差点中途作罢的情况，那时候受到专业老师的指导，老师告诉我接下来的 3 个月时间设置一个符合实际的瑜伽目标，并告诉我如何进行实践。具体来说就是按我当时的柔软性和肌肉特征，告诉我 3 个月时间要达到的一个动作标准。于是，我在那家瑜伽教室与同样开始练习的伙伴们一起训练，相互鼓励。另外，在 Facebook 或 Instagram 等社交媒体或者互联网上，全世界各种各样的人分享了他们在不同领域的体验，他们练习前后的视频或照片对自己也是种激励。

瑜伽老师告诉我，不要让自己垂头丧气，心中充满消极情绪，避免去看难度过高的瑜伽动作的照片。但是积极情绪并非说有就有的，好心情也不是轻易获得的。在日常生活中，我们可以留心观察，什么状况下自己做了什么事情会受到褒奖，心情会变好，或者什么情况下自己会垂头丧气，提不起劲儿来。我们也可以尝试着建立这种好心情的"装置"来促进好习惯的养成。

（8）多和保持健康生活方式的人来往

人会自觉或不自觉地观察和学习周围人的言行举止。

心理学中有"modeling"（示范）和"chameleon effect"（变色龙效应）这两个专业词汇。就像孩子，即使没被命令，他们也会学习大人的行为举止。在习惯养成上也同样如此。**我们知道按照心理学的示范和变色龙效应，某项行为在稳定状况中多次重复就会习惯化。**比如说，想养成跑步和做瑜伽的习惯，和伙伴或周围的亲朋好友一起进行练习，就可以建立一种有助于坚持运动的氛围。

比如说，我们都知道男性结婚后，他的蔬菜摄入量会增加，饮酒量会减少，这也是示范和变色龙效应的例子。中午待在公司的人也可以与有健康饮食习惯的人一起吃午餐，这也是养成好习惯的方法。即使不是朋友或熟人，想要学习周围某个人的行为对养成好习惯也是很有效果的。比如，有研究表明，人数较多楼梯的使用率是没有人的楼梯使用率的 2 倍。就像某个餐厅顾客很多，显得很有吸引力，这也是人们不自觉地模仿他者的天性。

我在协助企业进行健康养成的活动时，经常听说公司好不容易腾出运动或聚会的空间，却没怎么利用起来。其实，企业可以利用示范效应，让那个设置该区域的人自己先用起来给其他人看看。这样也许要比口头宣传更有效果。

另外，**当一个人自控力薄弱时，不妨求助一些有健康生活习惯的人**。如果一个人的自控力在其他地方消耗殆尽，正在逐渐减弱，那么周遭的多数人选什么，他自己也会盲目地选什么。

在一项针对自控力和选择的实验中，实验人员让实验对象进行了繁重的脑力劳动，建立了一种自控力下降的环境。之后，实验人员又让实验对象面对健康的食品（仙贝、果仁和葡萄干）和不怎么健康的食品（巧克力棒）进行选择。结果发现，在自控力下降的状况下，很多实验对象选择了不健康的食品。与其他研究结果一样，当自控力减弱时，人往往会选择不健康的食品。但是，当实验人员告诉实验对象"大部分人选择的是健康的食品"后，他们又重新选择了健康食品。这个实验结果表明，当人的自控力减弱时，往往会选择大众选择的东西。人在这种状态下，容易随大流地选择大众或周遭人选择的东西。

在我们的日常生活中，除了那些身边的亲朋好友几乎都有非常健康的生活方式的人外，大部分的聚会聚餐中，那些不健康的食品会很受欢迎（比如说聚餐餐桌上点含酒精饮料的人要比点不含酒精饮料或茶饮的人多）。因此，只要聚会的大部分不是保持健康生活习惯的人，我们就要留心不要随大流地别人怎么选自己也怎么选。如果自己身心疲惫，即使内心想要一种健康的生活方式，还是会按周遭多数人的选择走，最后也只能是随波逐流、盲目行动了。

正因为如此，我们要多多"利用"身边的亲朋好友。如果觉得自己有点累，不妨有意识地和那些过着健康生活的朋友一起吃午饭，甚至毫不犹豫地直接模仿他们的健康方式。

一个习惯，只要你养成了，就会像呼吸一样简单自然。而一个一个习惯叠加的每一天就构成了我们的人生。我盼望着越来越多的人能养成健康习惯，能收获到健康习惯带来的满足感和自由解放感。

小 结

第 3 章

☞ 习惯性行为的养成是最轻而易举的。因为一旦形成习惯，即使本人无意识也会"自动地"做出某个行为。

☞ 习惯本身不会很快就形成：①一般要花一定时间；②养成某种习惯，最关键的就是初期阶段；③每个人的习惯养成之路都不相同，有快有慢，有好有坏；④即使刚开始信心满满，但是依然有一半左右的人半途而废；⑤在养成习惯的过程中，即使处处失败也没关系。

☞ 一种习惯并非仅通过做出该行为就可以形成，而是处于某种状况中，也就是以适应该行为实施的环境的形式，在反复重复中形成的。关键词就是"反复""状况"二词。

☞ 习惯养成的 4 个阶段：①决心（我要这么做——形成明确的意图）；②行为（把决心付诸实践）；③行为的反复（每天重复同一行为）；④习惯的形成（变成了自动反复进行该行为）。

☞ 有决心是极为重要的，但是，人不管有多大的意志力，还是会受到周遭环境和自身情绪的影响。

☞ 习惯化的关键在于在承认人的上限和天性的基础上去培养

习惯。具体来说，就是在现有的日常习惯中加入新的想要养成的习惯行为，并让这个行为习惯能顺利地融入到日常稳定的行为路线上。为了进一步提高行为的执行率，可以设置一些提示因素，特别是要在刚开始时降低难度，保证该行为能够长时间保持下去才最重要。

☞ 养成好习惯的诀窍就是在同一状态下（场所、时间）反复进行同一行为，这样才容易形成习惯。重要的是让想要形成的习惯尽可能地向已经形成的行为习惯上靠拢，与其贴合，形成一体。

☞ 想戒掉坏习惯时，也要尽可能地避开任何容易引起该行为习惯的环境或状况。虽然环境状况出现了变化，依然会自动地进行平常的行为或不自觉的行为被称为"action slip"（动作失误）。我们应该想尽各种方法，避免制造出这种action slip 出现的环境或状况。

☞ 想戒掉坏习惯时，要知道设定目标的做法很多时候都没有效果。那些已经根深蒂固的老习惯是很难通过设定目标，靠个人执行计划来改变的。要集中注意力，认真观察是什么样的环境或者状况对自己发出坏习惯的行动信号的。

☞ 坏习惯已经被加入到日常的生活行动路线上。因此，没有强大敏锐的感觉，几乎不可能找到坏习惯的"启动开关"。另一方面，作为诱惑根源的"刺激"是明确存在的。我们要认识到坏习惯和诱惑的区别，认真判断自己想要戒掉的是什么。如果是习惯，那就改变包括特定场所在内的环境状态；如果是诱惑，那就将这些刺激坏习惯的东西从生活中剔除。

☞ 开始新行为要比戒掉老习惯简单得多。如果你有什么想要戒掉的习惯，可以把"不要做某事"变成"要做另一件事"。

☞ 养成新的好习惯时，可以有效地利用环境变化的机会。比如说就业、入学（毕业）、自我提升或进一步深造、搬家、结婚（离婚）、产子、工作调动、晋升，等等。可以趁着环境改变去养成新的好习惯，而且要尽可能避免丢掉已经养成的好习惯。

☞ 习惯养成的秘诀在于：①从所有的细微处将自我满足感变成一种刺激（褒奖）；②如果能给予刺激，就把一段时间内的成功当作一种褒奖（例如：能够有坚持 3 个月的好习惯，就给自己嘉奖）。

☞ 找到无法做出健康行为的根本原因很重要。睡眠不足和压力过大会让人的判断力和意志力变得迟钝、脆弱，也会影响对习惯形成很重要的自控力（自制心）。心神不宁、情绪不稳时很难养成好习惯。在心绪平稳、从容时去养成习惯比较重要。

☞ 制订习惯养成的行动计划，这也是促进习惯养成的方法之一。出现某些状况后，自己提要前做好应对策略，按计划实施自己想要做的理想行为。一个是提前决定好"if-then 原则"，即"如果有什么情况，我就做什么事"；另一个是 copying plan（遇见有难度的状况时实施的计划），当自己的习惯养成之路出现干扰因素时，提前做好应对策略。

☞ 有效利用提醒事项或做好记录（自我监测），也可以多与那些有健康生活习惯的人来往，借助周围人的力量。

方案 **3**

膳　食

吃的干净，
身体才健康

健康膳食生活的技术
（基于医学循证的膳食方法是好还是坏）

告诉我你平时吃什么，
我就能说出你是怎么样的人。
—— 布里亚 - 萨瓦兰（法国律师、政治家、美食家）

让食物成为你的药物，
让药物成为你的食物。
—— 希波克拉底（古希腊医师）

从"饿死"时代到"撑死"时代

最让我关心的一个健康领域就是膳食。

在众多的健康资讯中，有关"食"的资讯尤其多，充斥在多媒体和书店等大众媒介中，我感觉有不少人被这些所谓的"健康资讯"牵着鼻子走。因为我母亲经营一家烹饪培训班，我也常和那里的学员聊天。我发现他们挂在嘴边的"电视上、报纸上、书上是这么说的"这句话威力很大，但很多人却对他们听到的信息一知半解。令人遗憾的是，其中有很多东西都让我有点不敢相信自己的耳朵，也不知道是谁出于什么目的传播这些信息的。

很多人一天要吃三次饭，也就是我们一天有三次改变膳食习惯的机会。

可以说，现在全世界每5个人中就有1个人因为不健康的膳食而死亡（每年约有1100万人）。以前，日本或欧美国家因为食物短缺等吃不上饭而死亡的情况是膳食上的巨大问题。但是，现如今，发达国家因为没有饭吃而死亡的人数在逐步减少，反而因为"有饭吃"造成的问题在逐年增加。实际上，**因食物而死亡的人数仅次于因吸烟而死亡的人数，位居死亡原因第二位。**

有一项涉及多个国家的研究，是有关膳食问题引起的死亡人数占死亡总人数之比的研究。该研究发现，日本在这方面要比其他各国的占比低。但是这一研究结果也是相对而言的，并不是说日本已经做到最好，没有什么改善的空间了。从这项研究的结果来看，日本人的膳食习惯与其他国家相比，对健康造成的负面影响属于程度较轻的。尽管如此，日本人死亡原因的排行榜上前 10 名中仍有几项是与膳食习惯相关的。

从日本厚生劳动省在每年进行的国民健康及营养调查中，可以了解到日本人的膳食习惯及健康状况。从该调查中可以发现，**日本人的膳食习惯有盐分摄入量较多、蔬菜摄入量较少的倾向**。除此以外，还有 65 岁以上人口的营养不良倾向（$BMI^1 \leqslant 20$ 公斤 / 米 ^{2}）的占比常年居高不下、二十几岁女性的暴瘦问题，等等，男性、女性各个年龄段都出现了较大的问题。

人们的膳食生活中出现了一连串的问题确实令人遗憾，但从我的角度来看，这一连串问题的出现并不值得惊讶，因为从行为科学的领域来看，改变膳食习惯是相当困难的事情。如在本书第 3 章中所提到的一样，膳食行为分为几种类型。

有的行为就像打疫苗一样，打一次或几次就结束了，但有的行为则像戒烟，戒烟和不戒烟需要二者选其一。而像吃饭、运动等行为，需要提前定好吃什么、做什么、什么时候、和谁一起、在哪里等详细的内容。改变哪种行为都有诀窍，但其中膳食和运动等行为还需要对各种因素进行判断，因此改变难度非常高。

另一个不容易改变行为习惯的原因在于，我们很难给有关膳食的

1　BMI：身体质量指数（Body Mass Index），是国际上常用的衡量人体胖瘦程度以及是否健康的一个标准，计算公式为：BMI= 体重 ÷ 身高（米）^{2}。BMI<18.5 公斤 / 米 ^{2} 为消瘦，BMI 在 18.5—24 公斤 / 米 ^{2} 之间（包含）为正常，BMI>24 公斤 / 米 ^{2} 为超重。——编者注

科学依据区分出好坏黑白，这是膳食领域很复杂的一块。阐明食物与疾病关系的营养流行病学的证据目前还是混沌不清且不断变化的，就连医学或公共卫生学的专家都可能会弄错。因此，对该领域了解得越深入，就越难断言"某某食物可以预防某某疾病"之类的话，一旦说出口，很有可能是把复杂的证据过于简化、过于轻视了。

行为科学专业的我关注的是如何（HOW）有效地改善膳食生活。不过，要把这种方法转换为日常习惯，需要有一定的关于健康食物（WHAT）的知识储备。本书针对日常生活吃什么好的问题，会集中放在几个有代表性的热门课题上来阐述。因为要弄清楚吃什么才能有助于健康的问题属于营养流行病学的领域，而我不熟悉该领域。本章内容是在剑桥大学今村文昭老师的多次指导和建议下完成的。

老实说，我在撰写本章内容时也不时会有紧迫感——如何向读者展示有关食物的科学依据。毕竟根据不同的食品建立起的科学依据非常有限，而且有关膳食行为的科学依据也尚在建立中。有关膳食和膳食行为的问题，在辨明科学依据具有局限性的同时，也要以应用现有证据的形式进行记录，让一些健康方法更容易实行。

我想通过本章内容，在克服膳食领域"混沌不清"的前提下，尽可能通俗易懂地告诉读者确切的信息，让大家知道该怎么做才好。**具体来说，就是整理出每一种代表性的食品以及我们对该食品"哪个地方清楚到什么程度，哪个地方又不了解"**。在此前提下，以行为科学和行为经济学为理论依据，引出形成健康膳食生活的技巧。希望本书能为读者朋友将来拥有更丰富而且更健康的膳食生活助一臂之力。

在具体介绍每种食物之前，我先来说明三个有关膳食的重要观念。这三个观念也是我在进行有关膳食研究的时候特别留意的。

（1）摆脱"稍微吃一点儿又不会得病"的观念（还原主义）

日本的电视或报纸上常常能看见打着"吃某某东西可以预防老年

痴呆"宣传广告词的电视节目或新闻报道。这种招数在学术界被称为"还原主义"（Reductionism），简而言之就是指用单一简单的元素去解释复杂抽象的事物并得出结论。

与这种观念相对立的是一种叫作"食物协同"（Food Synergy）的概念。这一概念与还原主义不同，它认为**"食物的组合、膳食的时间、有关膳食的形式等与膳食生活相关的每个因素的协同作用才是最重要的"**。曾经阐释这一概念的论文抨击膳食上的还原主义是"一叶（一种营养素或食物）障目，不见森林（膳食生活全局性的相辅相成的效果）"。我们可以认为食物协同概念背后的意思是"在理解各种不同'叶子'的同时，也要正视'森林'全貌"。

这其实是膳食在思维观念上的区别，并不是说哪个好哪个不好，我们应兼顾两者的思维方法。当然了，聚焦特定事物或营养对于理解疾病的机制（疾病是如何出现症状的）和营养物质的作用确实很重要。但是，从这种有限的视角来看待膳食，就有可能看不见"整片森林"——膳食生活整体的平衡。就我所知道的，日本媒体有很多资讯内容本质上仍是一种还原主义。一旦受到这种媒体资讯的过度影响，很容易陷入极端的想当然的观念怪圈里，比如以为"每天都吃某某，就不会得癌症"等。

目前已经有多项针对膳食生活整体对健康的影响的调查研究。日本厚生劳动省与农林水产省制作了《**膳食均衡指南**》。该指南用插图的形式来表明**在日常生活中什么食物吃多少量可以称之为健康膳食**。据研究报告称，按照膳食均衡指南吃饭的人，死亡率较低。中国、美国、英国等各个国家都有这一类膳食均衡指南。据称，各国按照本国膳食均衡指南吃饭的人，相对死亡率较低。

本章在保持膳食整体视角的同时，也将针对大家非常熟悉的一些代表性食材和食物做详细说明，指出一些人们对多种食材、食物容易出现的带有还原主义色彩的思维观念，进而从膳食生活全貌的视角来说明哪些食物应该如何食用。虽然深入了解某种食物或营养素效果的知识也是非常重要的，但是如果大家能在阅读本章内容后提升判断力，包括膳食搭配和食物整体均衡度在内，能从整体上看待每日膳食情况，那就再好不过了。

（2）把预防某一种疾病的观念转变为"健康地变老"（Healthy Ageing）的观念

世界卫生组织对健康的定义如下："健康不是指没有疾病或不虚弱，而是生理上、心理上以及社会关系上的完美状态"。

这个定义中值得注意的一点是：**仅仅是没患病并不能称为"健康"**。换句话说，一个人即使没有生病，但在其他方面状态不佳，比如在生理上、心理上和社会关系上有不稳定状态的话，那么不能说他是个"健康"的人。从 20 世纪 90 年代后期开始，有关**"健康地变老"**的研究开始进一步发展，这种新的长寿观念也受到了更多关注。

在这种观念普及之前，有很多研究把重点放在某一个疾病与健康的关系上，如预防癌症、预防糖尿病等，之后才出现了"健康地变老"的主张。基于这一观点，越来越多的研究开始建立科学依据，把研究主旨放在如何才能"在没有任何疾病，且生理上、心理上、社会关系上保持完美的状态下生活"。

这个课题关系到在全世界折磨无数人的慢性病的特征。造成糖尿病、高血压等慢性病的因素很多，仅靠健康膳食或运动去获得健康是远远不够的。均衡的膳食、运动、戒烟、良好的睡眠质量、压力较小的生活、避免过量饮酒，等等，如果不从全局角度采取对策的话，是无法达到世界卫生组织所定义的健康标准的。

据我所知，现在日本市面上的很多有关健康或膳食的书籍，都是围绕某一个疾病展开的，如很多传授防止老年痴呆或预防癌症等技巧的书。与上面提到的叶子与森林的比喻一样，这都是为了预防某种特定疾病的"叶子"。不过对于那些容易患上这些特定疾病的人，或是在体检中被医生提醒的人来说，这些书中的内容还是很重要的。但是，从本书中反复提到的健康的整体视角来看，仅仅预防特定疾病并非我们真正的目的。比如说绝不会有人觉得"自己虽然不想得癌症，但是得糖尿病还是可以的"。

对于膳食问题，重新审视自己的目标很重要。在本章中，我将以建立健康且完美的生活为目标，围绕健康的膳食生活的基础知识来展开话题。之所以如此，是因为我认为在了解基础知识的前提下，我们需要考虑到孕妇、高龄老人、儿童、患者等特殊人群需要的特别膳食条件。

（3）注意在膳食话题中常出现的"证据的跳跃[1]"

我们要考虑膳食，就不能忘记一个重要问题——"证据的跳跃很容易出现"。其实，这一现象也并非只在膳食领域出现，但是因为膳食领域出现的频率较高，所以想借本章和大家交流一下。

"A食品能预防C疾病！"

在日常生活中，我们经常见到上述宣传某一食品的广告词。但是我们要小心其中的措辞。我来详细地解释一下为什么要注意这个问题（见图7）。

现在我们用A、B、C来分别表示食品、健康指标和患病概率。

> » 证据①是"食品A对健康指标B有影响"。
> » 证据②是"健康指标B对患病概率C有影响"。
> » 从证据①和②可以推断出两者结合后的假说③。

1　证据的跳跃：指逻辑上的不连贯性，尤其是从循证医学角度讲求的逻辑。可参考图7的图例解释。——译者注

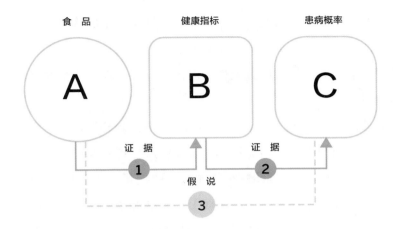

图 7　有关食品和疾病关系之间常出现的证据的跳跃

这种思维逻辑存在什么问题呢？　在当前状况下，食品 A 对患病概率 C 有影响的科学依据还没有建立。但是，日本的大众媒体是以证据①和证据②为依据制造了假说③（食品 A 对健康指标 B 有影响，健康指标 B 对患病概率 C 有影响，所以食品 A 对患病概率 C 有影响），媒体传播的很多东西中明明没有证据，却表现得好像证据很充分似的。**尽管理论上说得通，但只要没有实际证据，就只能是假说。**

拿精米（大米）来举个例子。

证据①：吃精米后，健康指标中血糖值有上升的趋势。

证据②：长期高血糖会诱发糖尿病或急性心肌梗死。

基于这两个证据，可以得出"精米有诱发糖尿病或急性心肌梗死的可能性"的结论。这个结论只能是假说。想把这一假说转变为证据，就必须调查实际是否有吃精米引起糖尿病或急性心肌梗死的人。

确实有研究报告称，精米摄入量越多的人患糖尿病的概率越高，但是并没有承认其与心脏病或死亡率的关系（具体情况可以看本章"谷物"一节）。但是，除此以外也有死亡率降低的报告。因此，仅仅看吃精米会引起血糖值上升或下降的结果，就得出其与健康有关系的结论，本质上是证据的跳跃，这并非对于证据的正确认知。如果非要找三者之间的关系的话，那么正确的表达方式是：从证据①和证据②的结果来看，有假说③的可能性。但是就目前来看，几乎没有任何东西能说明其中详细的关系。

另外，"牛奶→骨密度提升→预防骨折骨质疏松"之类的宣传词也存在问题。因为牛奶能增加钙摄入量，因此与骨密度提升有关系（证据①），骨骼有强度，就能减少骨质疏松的症状（证据②）。但是，目前并没有直接证据显示牛奶（证据①）与出现骨折或骨质疏松风险的关系（证据③）。相反，现在的某些研究反而揭示了二者背道而驰的关系（详细内容可以参考本章"牛奶、乳制品"部分）。

如果从这个角度来看，你会发现大众媒体在有关膳食方面的资讯几乎都是在利用证据的跳跃做宣传。

比如说，我在写这章内容时，依然能听到有电视节目宣称"吃猪肉火锅可以缓解疲劳"。这句话背后的机制是：猪肉中良好的蛋白质或维生素 B_1 对白蛋白等几个健康指标有影响（证据①）。这些指标的改变对缓解疲劳有效果（证据②）。而从这两个证据中得出的假说就是"吃猪肉火锅可以缓解疲劳（应该是）。"但实际上，据我所知，并没有什么有关猪肉火锅和缓解疲劳之间相关性的研究。就连东京大学的营养流行病学家佐佐木敏老师也在其著作中质疑"猪肉能缓解夏季疲劳"，这个说法能传播得这么广，简直是桩悬案。

读者朋友们，如果你以后听见类似"某某食品对某某疾病有效"的话，一定不能盲从，要深呼吸冷静一下，然后想想"这个结论是不是真有证据，还是说只是把间接的证据串到一起的假说"，仔细调查一番再做判断。

希望大家能在留心上述这三个观念的同时，继续向后阅读这一章。

谷物：膳食好搭档

现如今，有关健康膳食的话题常常得到热议，就像人们常常挂在嘴边的"糙米比精米好"一样，越来越多的人开始关注谷类食物，即谷物。谷物可以大致分为两类：一类是白米等经过精磨的细粮，一类是糙米等没有经过精磨的粗粮。其中，未经过精磨的谷物称为**"全谷物"**，英语叫作**"whole grain"**。除了糙米外，全谷物还包括大麦、小黄米、玉米、稗谷等粗粮，全谷物食物有荞麦、全麦面粉制作的意大利面、面包、燕麦片（燕麦）等。

据称全谷物总体来看对身体有好处，但是从科学依据上来说，我们对于全谷物究竟了解到哪种程度了呢？在这里，我将从之前提到过的膳食的整体均衡性和保持健康的必须条件的角度出发，重新说明一下我们该如何对待全谷物。

•• 健康问答 ••

全谷物对身体的益处

全谷物备受好评的背后有多个原因，其中一个经常被提到的原因是没有经过精磨：**①谷物的营养没被破坏；②碳水化合物等可以被人体平稳吸收。**

在营养成分上，全谷物富含维生素、矿物质和膳食纤维，比如说糙米中有皮层（糠层）、胚乳和胚芽。而精米被精磨后只剩下胚乳（见图8）。因此，全谷物被认为营养丰富。实际上能看出它们在维生素 B_1 等膳食成分上与其他种类的食物也有所区别。

但是，基于这些成分来判断其对身体的影响，这种思维逻辑本质上还是还原主义。精米丢失的东西被称为胚芽。有研究报告称，胚芽中富含膳食纤维和矿物质，摄入胚芽可能有降低患糖尿病风险的作用。但从此前关于大麦胚芽的研究来看，胚芽能中和糖类对身体的副作用以及改善肠道环境的功能尚存在争议。

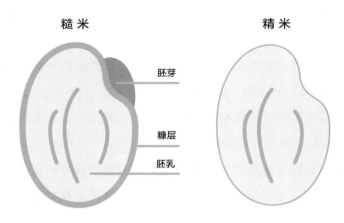

图8　糙米与精米的区别

有关膳食方面，出现过很多次**"虽然从营养成分来看某些理论尚说得通，但是从疾病和健康的关系来看，实际并没有出现这些理论预想的结果"的情况**。因此，全谷物实际上对健康或疾病有没有影响，有什么样的以及多大程度的影响，必须从"看森林"的整体视角来确认证据。

在全谷物和疾病的关联性上，**有研究称，摄入较多全谷物或膳食纤维的人群，整体的死亡率较低，心血管疾病、糖尿病或癌症等不同慢性病造成的死亡风险也较低**。而且摄入的量越多，预防效果可能就越好。从这些研究结果来看，全谷物的摄入有助于预防疾病。不过，这些研究中使用的并不是特殊化的精米。要注意，这些研究主要是以大麦或小麦为重心，而且还是以欧美地区的研究为主的。实际上，以日本人为对象的全谷物研究在全谷物是否能预防高血压的可能性上，确实给出了同样的结论。但遗憾的是这类科学性证据还处于不成熟的阶段。

有人指出全谷物有益健康的原因可能与全谷物的营养物质没有关系。实际上，日常生活中，经常吃全谷物的人似乎都过着健康的膳食生活。具体来说，摄入全谷物较多的人，经常吃的都是健康食物（蔬菜和水果、鱼贝类），而且很少摄入我们常说的零食点心、瘦肉等不健康的食物。营养流行病学专家佐佐木敏老师在他的著作中也提到过，那些常吃全谷物的人很多都是有健康膳食习惯的人，这种习惯对他的健康也有影响。

因此，参考有关全谷物的研究时对不应局限于营养物质方面，还必须要看到这些研究结果很多来自欧美地区，也要考虑到较为健康的生活习惯对健康的影响。不过，从已有的研究成果来看，基于全谷物对身体的影响以及其与长期慢性病的关系，对于很多人来说，把每天吃的细粮换成全谷物，是有利于身体健康的。

为什么精米对身体不好

上一节说的是全谷物对身体的益处，这一节我们把关注点放在精米上。精米是日本人的必备食物，在这里我们对它做一个小汇总，以方便大家甄别、选择。

我们在街头巷尾常常听到"精米对身体不好"的传言，那么首先我们应该确认什么叫"对身体不好"。

在不包括日本在内的亚洲各国、欧洲等国的研究中，一项针对中国女性和日本女性的分析结果认为，精米的摄入与糖尿病风险有关联。但是针对日本男性的研究中却并没有发现它们之间有什么关联性。还有，在精米的平均摄入量比亚洲少的美国的一项调查研究也指出精米与糖尿病有关联，**尤其指出亚洲人的精米摄入量越高，患糖尿病的风险越高**。尽管各种研究结果有偏差，但在与糖尿病的关联这方面，这些研究结果也是"精米对身体不好"的传言产生的原因之一。

仅研究一种疾病就仓促下结论的做法很危险。剑桥大学的今村文昭老师也给我们敲响了警钟。实际上，我调查了各种研究结果后发现，除了糖尿病以外，并没有什么研究能表明癌症、心脏病的风险与精米的关联性。甚至有些以日本男性、加拿大人为对象的研究表明，经常吃精米的人死亡率较低。

以欧美国家为中心的很多研究都支持"全谷物有益健康"的说法，而像"大米等精磨谷物会增加除糖尿病以外其他疾病的患病或死亡风险"这一说法并没获得认可。这也是为什么我们很难笼统地断定"精米对身体不好"。

同时，糙米也可能对健康有负面影响。上面提到的佐佐木老师在其著作中也提到过，糙米没经过精磨，胚芽中还留有镉、砷、农药残留物等，有影响健康的危险。

有关精米和全谷物的摄入与健康的关联，欧美以外的研究成果良莠不齐。之前我也提到，有报告称按照《日本膳食指南》进行一日三餐的人死亡率较低。各种膳食指南中一般都会推荐食用一定量的谷物，但不一定是全谷物，热量摄入过多的情况除外，在吃白米饭上，注重膳食整体均衡的摄入很重要。

··**方法落实**··

1. 选择主食时需要考虑的几点

了解了谷物和精米全方位的功能特性后，大家有什么感觉呢？分个好坏黑白很简单，但是从这些研究来看，膳食的好坏并非轻而易举就能判断的。科学依据并不是非黑即白的。而且，在科学依据的基础上再进行选择决策，还要考虑到不同依据的优缺点，这才是正确的应用方法。精米对健康影响的决策也需要严谨地按照这个步骤走。

将上述的研究结果整理归纳如下：

首先，全谷物的摄入与各种疾病有关联，可能对健康和预防疾病有帮助。注意，这里所说的全谷物不仅指各种米饭，还包括其他各种谷物。现在尚没有以日本人为对象，关于包括糙米在内的全谷物与死亡率或疾病发生率之间关联的大规模研究。而精加工后的谷物可能增加死亡率或患病概率的研究结果并不多。

其次，根据欧美地区的研究结果，关于精米，一方面，呈现出摄入越多，患糖尿病的概率就越高的趋势。亚洲人也有这种趋势。另一方面，并没有什么研究认可精米与糖尿病以外的疾病有关联性。还有报告显示，经常吃精米的人死亡率也较低。

最后，着眼于局部成分的考察或研究认为，糙米和精米，以及其他谷物，对人体健康既有好处也有坏处。

有的人喜欢吃糙米，也有的人非精米就无食欲，有的人还喜欢面包和荞麦面。大家可以参考以上整理好的几个关键点，重新考虑一下为了健康自己应该优先做什么事。比如说，有的人重视预防糖尿病，保持健康，那么他把一日三餐换成全谷物比较好；有的人最喜欢吃精米，而且今后也一直想继续吃精米。

拿我自己来说，我每天的基本膳食是全谷物（大概七成糙米，三成其他谷物），根据季节不同，一周会吃几次精米。而且，吃糙米时，**会特意选择农药残留可能性低的糙米**，吃精米时，我会加入小麦一起煮。之所以把糙米作为主要食用的谷物，是因为我喜欢吃米饭，几乎每天都吃，糙米能让我通过一日三餐就能从全谷物中获取丰富的营养，让我觉得又简单又健康。另外，从膳食搭配的角度来看，我也喜欢鱼肉和蔬菜以及豆腐或纳豆等发酵食品，它们正好可以搭配着刚刚出锅的松软糙米一起入口。

日本从古代就有荞麦、小麦、稗子、小米等粗粮。吃不同种类的谷物也能给烹饪带来不同的乐趣。而且，即使不同的谷物存在不同的副作用，多样化的谷物选择也能分散消解这些消极影响。也就是说，如果只吃某种特定的谷物，会有上面提到的农药残留等风险，如果选择多种谷物，就可以降低这些风险。

2. 更改"初始选项"，为身体引入糙米

有关主食应该是糙米还是精米，或是其他谷物的争论还期待有进一步的研究结果。我个人认为，就现状来看，不去分什么黑白好坏也不是不行。而且，从摄入多类谷物的角度来说，一直以精米为餐桌主食的人不妨去挑战一下糙米或其他谷物。因为日本人很重视用什么米饭做主食，所以，这里来讲讲如何把糙米引入餐桌做主食。

老实说，改变一直以来的三餐内容是非常困难的，就算从行为科学的角度来看难度也很高。虽然站在吃各种不同种类谷物的立场上，应该推荐糙米当主食，但在我母亲的料理培训班上，还是能听到很多人反映改变主食习惯实在太难了。不愿意改变日常习惯也是人的天性，用专业术语来说这叫作"初始选项"（Default Option）。Default 是"初始设定"的意思，表示从一开始就设定的事物是很难改变的。

遗憾的是，现阶段并没有什么科学依据指导我们如何切换三餐主食。不过，中国有关人士就从精米切换成糙米时出现的困难做了一项调查研究，我在这里做一个介绍。

该研究用采访和问卷调查的方法，从预防糖尿病的角度调查分析了人们是如何把糙米引入日常膳食的（据我所知日本没有类似的调查）。当然，我们还应该理解中日文化有不同之处。该调查结果列出了以下几个人们不摄入糙米的理由：

» 与精米相比，糙米整体的味道和质量处于劣势；

» 不喜欢糙米干巴的粗糙口感（精米软糯）；

» 外观不好看；

» 不知道糙米的营养价值高；

» 糙米价格贵；

» 感觉吃精米显得社会地位高。

另外，糙米比精米的煮制时间长，但该研究论文中没有提到这一点。

有趣的是，该研究中，很多实际尝试了糙米、学习了有关糙米知识的人也高高兴兴地开始吃糙米了。当然了，我们要注意到已经愿意吃糙米的人可能参加了该研究调查。

从这些研究来看，首先人们要进一步了解包括糙米在内的各种谷物（知识），改变以往对糙米或粗粮的消极印象，同时享受到谷物的美味。在选择上来说，有很多研究表明，把健康食材做得看起来"秀色可餐"，能引起人很直接的食欲，其实要比什么"某些成分对健康有益"等营养知识更重要。因此，从行为科学或行为经济学的观点来看，改变直观感受、体会舌尖的美味也很重要。

说到直观感受，其实日本从奈良时代（710—784）开始，精米一直是贵族和特权阶级的食物。尤其是上了年纪的人，很多都认为精米比糙米好。糙米用电饭锅煮出来容易变得干巴巴的，吃糙米的人比较介意它粗糙的口感和味道。在价格方面，只要不讲究什么牌子，一般来说精米比较便宜。我因为自己喜欢吃糙米，所以很希望大家也能多吃糙米，也希望糙米的物流技术的进一步提升能降低其价格。

剩下的就是**反过来利用"初始选项"**。比如说，我的每顿饭基本上都是糙米（初始设定），习惯上是偶尔才吃一顿精米。这种偶尔吃一顿的精米有非常大的好处，但因为我每餐基本的主食都是糙米，吃完一顿精米后也能直接回到原来的日常"糙米路线"。

如果把主食全部改为全谷物比较困难的话，可以从一星期里选一天当作"全谷物日"。根据自己或家人的情况，可以把全家人到齐的那天选为全谷物日，也可以在周五的晚饭或外出下馆子时选择某种全谷物，等等，最好是从比较容易操作的地方把食用不同谷物的习惯引入日常生活中。

3. 做出香喷喷的糙米饭的诀窍

我母亲常年经营烹饪培训班，她经常向学员宣传全谷物的益处。我特别注意到人们对糙米总有一种"做得不好吃"的感觉。不同的烹饪方法会给糙米带来不同的口感，如果因此就讨厌糙米，就有点暴殄天物了。

所谓"百闻不如一见""百听不如一食"。如果你是一位很想试试糙米，却因为它的口感而犹豫不决的人，那就来试试我尝试过很多方法后总结的一套能做出香喷喷糙米饭的烹饪方法吧。

我最想推荐的就是**用高压锅或陶瓷锅蒸糙米饭**。即使用一般的锅或电饭煲，也**最好能提前把糙米泡一晚上或 6 个小时左右**。糙米与水的比例按 1∶1.2—1∶1.7 配置。随着糙米种类和季节的变化，需要的水量也会变化，可以多尝试几次以熟悉其比例。如果想吃松软的米饭，可以额外加入一成的糙糯米，这样就能做出来松软黏糯的糙米饭了。

我希望大家暂且放下讨厌或是敬而远之的态度，尝试吃一吃这种香喷喷的糙米饭，体验一下糙米特别的口感。除了糙米以外，从感受日本丰富的谷物文化的角度出发，尝试其他的谷物，或是蒸米饭，或是像欧美等国那样把五谷掺和进凉拌菜或汤汁中，真正享受五谷杂粮带来的不同美味乐趣。

蔬菜与水果：食用多品种，分量少的果蔬

•• 健康问答 ••

蔬菜水果到底对健康有多大益处

　　蔬菜和水果对健康的益处非常明显。我相信有很多人都充分了解蔬菜和水果的优点，我在这里做一下整理汇总。

　　首先，**现在已经证实大量食用蔬菜和水果的人死亡率偏低**。有研究发现，在一天中，随着蔬菜和水果的食用量的增加，死亡率也趋向降低，而在蔬菜摄入量达到 385 克，水果摄入量达到 400 克后，死亡率不会再发生什么变化。那么详细推定的话，**可以说每吃约 80 克蔬菜和水果，死亡率就会下降 5%—6% 左右。这主要是参考了欧美地区研究的结果。**

　　那么日本是什么情况呢？从 20 世纪 90 年代就开始的一个大规模调查研究在 2022 年公布了它的调查结果，结果显示：蔬菜和水果的摄入量较多地被试组与两者摄入量较少的被试组相比，前者死亡风险较低。**在水果方面，水果摄入量多的人，因中风或心血管疾病引起的死亡率较低。该研究还认为，豆类摄入量较多的人，心血管疾病引起的死亡率也较低。**

　　在癌症方面，蔬菜和水果的摄入与癌症风险或死亡率之间强有力的科学依据尚不充分。另外，被日本社会视为一大威胁的胃癌在欧美国家的发病率较低，有关胃癌的研究也比较少，但是研究也显示，多吃蔬菜的人患病率较低。另外，也有研究表明，多吃蔬菜和水果也能有效降低血压，预防增龄出现的白内障或黄斑变性等眼部疾病（主要是基于欧美地区的研究），并有助于促进消化器官运动，防止便秘。

土豆不是蔬菜是碳水化合物

有关蔬菜的另一个让我震惊的情况是大家对土豆的看法。日本的膳食摄取基准中并没有有关土豆的特别记录。土豆被统称为"薯类"。

但是，也有其他国家或研究机构把土豆从蔬菜分类中剔除。英国的膳食指南《吃好指南》（*Eatwell guide*）也明确记录着**"可以认为土豆不是蔬菜，是碳水化合物"**。另外，哈佛大学的膳食指南《健康饮食餐盘》（*Healthy Eating Plate*）中也写有**"不认为土豆或薯条是蔬菜"**。虽然这只是一两家的说法，但是这些膳食指南特地在蔬菜板块注明土豆不是蔬菜，确实很让人惊讶。土豆能炸能煮，还能混在味噌汤里，搭配各种菜肴，我非常喜欢土豆，所以当我听说它不是蔬菜时确实有点吃惊。

关于土豆的看法各有不同，大概率是因为它的负面作用，即**人食用土豆后会出现血糖升高的现象**。人们考虑到如果膳食让血糖持续升高，体内的糖分或卡路里的代谢就会不稳定，尤其是会增加患糖尿病的风险。目前还没有强有力的科学依据证明土豆与心脏病或死亡率的关系。

但是，我现在想关注的是有关土豆实际的摄入与疾患风险之间的科学依据，并非是有关特定病理机制的间接推论（见图7），这也是我在这一章最开始便提及的我所看重的三个关键点中的第三个。现在确实有报告称土豆摄入量越多，患糖尿病等疾病的风险越大以及死亡率越高的情况。但是这基本上都是欧美地区的研究结果。包括日本在内的亚洲各国的相关研究并不多，而且与欧美地区的结果不尽相同。比如说有一项伊朗的研究报告认为，多吃土豆，患糖尿病的风险反而会降低。将多个研究结果综合来看，就土豆与死亡率或主要疾病的关系，强关联并没有获得研究的认可。换一个视角来看，在欧美地区的研究中，一些研究虽然质量不高，但这些报告都认为，根据土豆的不同食用方法，患病风险的程度有高有低，越经常吃炸薯条的人，**越容易患上糖尿病或高血压。**

在这里顺便提一下各国每年的人均土豆消费量：美国为 51.88 千克，英国是 103.86 千克，日本是 20.95 千克。可见在每年土豆消费量上，美国人是日本人的 2.5 倍，英国人更是日本人的 5 倍之多。之所以英国和美国都敲响了食用土豆的警钟，也是因为它们以炸鱼加薯片或汉堡加薯条为代表的膳食文化和膳食生活所造成的。

还有一个老生常谈的问题，我们在考虑膳食和健康时，切勿陷入只关注营养素、食品（比如土豆）等单个元素的还原主义的圈套里，**最重要的是要将包括烹饪方法和膳食环境在内的各个要素都考虑在内。**我认为土豆就是个很好的例子，让我们了解了多视角看问题的重要性，膳食方式的不同也会给健康带来积极或消极的影响。喜欢土豆的人可以重新审视一下自己对于土豆的烹饪方法和摄入量。

蔬菜汁和水果汁能代替原本的蔬菜和水果吗

在谈到蔬菜和水果时，还有一个人们常常热议的问题就是"蔬菜汁和水果汁能代替原本的蔬菜和水果吗？"这确实是一种还原主义的思维，但是，能便捷迅速地从中获得营养素的蔬果汁是不是真的与蔬菜和水果有相同的功效呢？

首先要说明，还没有明确的科学依据证明蔬菜汁与疾病之间的关系。在日本一项有关 100% 的蔬菜汁和水果汁与糖尿病发病率的调查研究中，并没发现两者的关联性。

海外也进行了不少有关水果汁的研究。有报告称，经常饮用 100% 纯果汁的人，糖尿病的发病率偏高，但是该报告好像并没有提到二者明确的关联性。实际上，研究并未发现会影响身体糖分代谢机能下降的情况。另外，在脑卒中方面，也有报告显示如果一天喝不满一杯

（100毫升—200毫升）100% 纯果汁，脑卒中的发病率降低（风险降低）。考虑到现在无法判断其是好是坏，那么下一步就应该从它与死亡率、痴呆、整体生活环境的关系上进行验证和判断了。

在有关水果种类方面，有美国的研究报告称，**多摄入香蕉或香瓜的人患糖尿病的概率较高。但是经常吃蓝莓、草莓等莓类水果或葡萄、葡萄干、苹果的人患糖尿病的风险较低。**

日本的厚生劳动省和农林水产省在《膳食均衡指南》中建议每个人一天应摄入约 200 克水果。但是，日本的实际情况还没有到提倡的这个水平的一半。据日本最新的调查数据显示，成人每日水果的摄入量只有 96.4 克 (2019 年)。如果按膳食指南来吃的话，相当于每天要吃两个橘子、一个梨或苹果、两根香蕉、两个桃子、一串葡萄、两个奇异果。

从证明水果汁和蔬菜汁与现有疾病的关系的科学依据来看，比起依靠那些科学依据尚不成熟的蔬菜汁或水果汁，直接吃蔬菜或水果，并且挑选不同种类、色彩丰富的瓜果蔬菜似乎对身体更好。对于那些已经长时间习惯喝含糖量较多的清凉饮料的人来说，要想减少饮料的摄入量，蔬菜汁和水果汁也不失为一个好的备选项。

•• **方法落实** ••

1. 彩虹饮食：吃种类丰富且五颜六色的蔬菜

我们常说：**"因为从营养学的角度来看，蔬菜和水果中富含膳食纤维、钾和维生素等营养素，所以蔬菜和水果对健康有益。"** 明尼苏达大学的乔安娜·斯莱文（Joanne Slavin）教授认为："不同的蔬菜和水果所含的营养成分差别很大，不应期待都能达到相同效果。"这可能就是人们认为吃多样食物对身体好的原因吧。

话虽如此，但让人意外的是，在蔬菜和水果上，"吃各种不同的蔬菜水果对健康有益"的科学依据并不充分。这是因为调查人们每种蔬菜的摄入量的研究本身非常难开展，而且测试不同蔬菜的混搭食材的效果也非常困难。

即使如此，摄入不同的多种蔬菜并没有什么害处。从营养学的角度来看，单一食品不可能包含全部的营养素。要吃不同的蔬菜，那么食用量肯定会增加。其实，同上面提到的谷物一样，食用不同种类的食材，可以避免出现长期食用单一食材引发的患病风险。因此，就像人们常说的，我们应该"多多食用不同种类的蔬菜"。

提到多样性，其实我们有很多时候不知道到底该吃什么蔬菜。这时候我注意到**"把五颜六色的蔬菜搭配起来吃"**的说法。人们常说自然界包罗万象、色彩斑斓，那是因为大自然有其法则——植物用特殊的颜色吸引虫子和鸟类，于是蔬菜和水果等植物得以生长、繁衍。对人类来说也一样，不同蔬菜和水果的特定颜色有其特殊含义。比如说，当我们想到熟悉的蔬菜和水果时，就会联想到它们对应的红色、橙色、黄色、绿色、紫色、黑色、棕色、白色等颜色。

五颜六色的蔬菜和水果中含有一种植物特有的成分——**植物化学物 (Phytochemical)**。这一成分不属于被称为"五大营养素"（碳水化合物、蛋白质、脂肪、维生素、矿物质）这些具有代表性的营养素中的任何一种。如果某种食材含有植物化学物，那么它的实际营养价值就比我们想象的要高。按食物颜色来决定三餐，也可以是健康膳食生活的一个大致标准。行为科学的研究报告也称，当人们看见五颜六色的食物时，更容易激发食欲。当然了，即使是蔬菜和水果，如果摄入过多也并不是什么好事，所以，要注意摄入蔬菜和水果种类的多样性和量之间的平衡。

2. 用蔬菜水果的出菜顺序、摆盘、包装影响进食量

一个人很难增加蔬菜和水果摄入量的原因之一，就是影响他的**生活习惯的环境因素的影响**非常大。这里的环境因素虽然是针对膳食生活整体而言的，但是否有易于烹饪的条件、蔬菜的成本高低以及获得果蔬的便利度，都对蔬菜和水果的摄入量有很大影响。

20 岁以后，我因为工作关系曾经搬过好几次家。这几次经历让我觉得在找长期居所时，我们最好能好好留意附近是否方便买菜，比如说从车站到回家的路上是否有超市，附近是否有价格优惠的果蔬店，等等。另外，尤其是对于上了年纪的人来说，当你要从住惯的环境中搬出来，或是因上缴驾照[1]等衣食住行出现较大变化时，你自己或身边的人要留心居住的地方要比以前更能方便地买到蔬菜和水果。这一点很重要。

虽说如此，但人生当中，生活环境发生剧变的情况也不多。

在针对能促进蔬菜和水果摄入量的环境的研究中，以婴幼儿和儿童为对象的研究比较多，而以成人为对象的研究略少。对于后者来说，可以称得上科学依据的研究还不齐全，得出的结论也是来源于几个有限的见解和主张。也许我们能整备好环境，方便更多的蔬菜和水果出现在餐桌上或厨房里，从而改善蔬菜和水果的摄入量。

另外还有一个科学依据较为有限的观点，**那就是多在蔬菜和水果的烹饪方法下功夫也会提高摄入量**。通常认为，人们看见种类丰富多彩的食材时，更愿意大量食用，比如我们在酒店的自助餐厅总是不知不觉地吃撑。这也是符合行为科学理论的。可以反过来运用这套理论：当我们想要增加蔬菜和水果的摄入量时，把各种各样不同种类的蔬菜

1　由于高龄驾驶员多次引发交通事故，日本政府推出鼓励高龄者自主上缴驾驶证的制度，被称为"免许返纳"。——译者注

瓜果摆在面前也许会更有效果。一项欧美地区的小规模调查报告称，提前做出看起来就很美味的外形，讲究它们的装盘方式，在菜谱上给它起一个迷人的名称，注重蔬菜的出菜顺序，等等，这些方法都可以提升用餐者蔬菜和水果的摄入量。

也可以讲究一下蔬菜瓜果的摆盘。尽管面前有各种各样的蔬菜和水果，但人们一般也只挑自己吃惯的东西。因此可以按自己的爱好，提前定好规矩。比如说除了颜色以外，在每次吃饭时，我还有意识地按菜叶、圆形蔬菜、根菜类等形状至少搭配一组蔬菜。另外，应季的蔬菜我也是每顿必吃。虽然相关研究较少，还需要以后更多的研究来证明，但是这些方法很可能是提高蔬菜摄入量的有效方法。

我们已经知道包括蔬菜的摄入在内，烹饪方法与健康的膳食生活也有很大关联。实际上，吃家庭日常的饭菜，提高烹饪水平与提高蔬菜摄入量也有关系。日本一项以高龄人群为对象的研究也发现，烹饪水平差，蔬菜摄入量就有降低的倾向。虽然有关方面的研究还处于初级阶段，尚有很多不明晰的地方，但是因为传染病疫情下不能出门，人们待在家里的时间增加，对于对烹饪感兴趣或有较多机会钻进厨房的人来说，这也许是个提高烹饪水平的契机。

另外，还有研究称，盛蔬菜的容器对蔬菜的消耗量也有影响。

不妨把盛蔬菜的容器换成能增加蔬菜消耗量的器具，这一点在家里做比较方便。前提条件是应该知道**根据包装的不同，食物、食材的消耗量也不同**。这是市场营销研究得出的观点。有报告称，含食材外包装在内的容器不仅在顾客购买时会有非常大的诱导作用，而且对于购买后的食材的消耗量也有影响（因此，所有的食品公司都在食品包装和设计上投入了重金）。但是麻烦的是，现在的很多研究结果都混杂在一起，并没有什么很值得推荐的。一般来说，食品摄入的科学依据证明了关键点在于显眼和方便两点。具体就是把想吃想多摄入的食材、食品放在显眼处或是透明容器内，让人一眼就能看见里面的东西。反过来说，那些想控制摄入量的东西，可以做不透明包装，或是把它放在拿取不方便的地方。但是，不同的人、不同的食材，以及人们对食材的好恶，都会影响包装的效果，因此有时候逆向方法反而会起到正向作用。

因此，在科学依据齐备之前，我们最好能观察一下自己如何对待食材，才能够引起消耗量的改变。拿我自己来说吧，如果我把蔬菜水果放在不透明的容器里、冰箱最里面或是厨房以外等拿取不方便的地方，我就会经常忘记吃导致它们腐烂。所以，我把食材、食物都放在冰箱里伸手就能够到的地方或是放在透明容器内，让自己一眼就能看到是什么东西、还有多大的量。这样下来，我也不会浪费食物，能好好地吃掉买回来的所有食物。因为水果可以放在常温环境下，我就把几种不同的水果提前放在桌子上备好。

另外，常去外面吃饭的人可以利用膳食领域的**"初始设定"**理论，预先想好让自己多吃蔬菜的方法。比如说每餐必须摄入几种以上颜色的蔬菜，午饭必须吃应季水果，选择蔬菜较多的配菜拉面，等等。我们到外面吃饭时吃的蔬菜往往比在家里少，所以在外用餐时要有意识地多吃蔬菜。

最后，我来介绍几个让孩子多吃蔬菜的策略。据美国和英国的研究报告称，**尝试让孩子自己种蔬菜也是种行之有效的策略**。多项研究表明，亲自播种、栽培、收割的经历会激发孩子食用蔬菜和水果的积极性，让孩子愿意尝试新的蔬菜品种，最重要的是能促进孩子蔬菜的摄入量。至于种菜收菜的场地，可以让孩子利用花盆或花架等。除此以外，在膳食方面，据称如果孩子能有较多机会学习膳食知识，那摄入效果会更明显；但是在水果上，栽培瓜果的经验并没有给摄入效果带来多大的影响。

现在已经有多项研究发现，在家吃饭时，如果给蔬菜淋上孩子喜爱的调味料或酱汁，让孩子喜欢上蔬菜，那就会增加孩子对蔬菜的摄入量。如果孩子对菜肴有较高的关心度，那么蔬菜的摄入量也会增加，因此我们可以试着和孩子一起煮饭或做调味汁。

当我们提到蔬菜和水果时，很容易把话题引到营养方面，最后只能得出好好吃蔬菜和水果的结论。以我看来，这些内容确实显得乏味无聊。虽然目前的科学依据尚不成熟，但是我们可以亲自栽培蔬菜和水果，调出可口的调味料，学些有趣的烹饪知识，等等，带着享受应季美味的心情，去品尝各种不同的蔬菜瓜果。

有机食品：考虑好食用的优先顺序

·· 健康问答 ··

到底什么是"有机"食品

在食材选择上，烹饪培训班的学员常常咨询我的一个问题是有关有机食品的。近几年，除了大城市的天然食材店外，还常常在车站或普通超市看见有机食品的柜台。

大家能从"有机"一词中联想到什么呢？

各国都有自己对"有机食品"的定义。比如说日本农林水产省用"有机JAS标志"认证那些"不使用农药或化学肥料，由大自然生产出"的农产品、畜牧产品、农产品加工食品等。对于有机食品的播种、栽培也有详细规定。日本法律禁止没有该标志的食品使用"有机"或"有机的"（Organic）字样。

在规模日益增长的有机市场中，有机食品市场也是一路上涨。据日本农林水产省称，目前日本国内的有机食品市场规模预计有1 850亿日元（约 92 亿人民币），要比 2009 年推算的 1 300 亿日元（约 65 亿人民币）增长了 42%。除了日本以外，世界各国的有机市场规模都在持续扩大。

为什么有关有机食品的科学依据比较少

有关有机食品和普通食品的比较，尚未出现经过长期验证的有力的科学依据。

如此大的市场规模居然没有相关的科学依据确实令人惊讶。其原因依然是有机食品研究中存在重重困难。比如说，那些对有机食品感兴趣的人通常对健康问题也比较关注，他们的生活作息也比较健康。花大量时间去调查有机食品对健康的影响确实难度太高。即便这些人比以前更健康了，也很难搞清楚是因为有机食品还是健康生活习惯等其他因素。

除此以外，证明有机食品的优点还有另一种方法，即说明农药或添加剂有哪些消极影响，但是关于这方面的研究困难也不少。制作食品的过程中会用到各种不同的抗生素或转基因材料，在日常生活中，逐个调查它们对人体的长期影响显然是不可能的。另外，要想检测某种特定产品是否对人体有慢性损害，药物测试等临床测试从医学伦理上也很难成立，只能参考动物测试结果。也正因为如此，在那些不得不依赖动物实验的研究中，设置了极为严苛的标准。而且，即使存在风险，也需要花大量的时间才能检测出来，这在实证研究上是非常困难的。

尽管目前有机食品面临的科学条件还不完备，但我还是想整理一下现有的科学依据，希望它们能成为大家判断和挑选食品时的参考。

有机食品与健康的研究

首先，我依然要重申的一点就是现阶段并没有强有力的科学依据证明有机食品对健康有益。但即使如此，还是有很多有关有机食品和健康关系的各种针对性研究。比如说儿童的过敏、女性妊娠过程中摄入农药与儿童发育障碍、孕期高血压、接受不孕症治疗期间的受孕率、男性精子的数量和质量、患癌风险，等等。但是这些研究尚处于"有这种可能性（所以才试着研究）"的阶段，距离将这些研究结果作为科学依据传播给大众还为时尚早。

面对这种现状，我们又该如何选择食品、食材呢？

我来说一下我自己的情况。从第一个孩子的怀孕、出生，一直到喂母乳期间，我比以前更加注意放进嘴里的东西。孩子出生后，我也很在意孩子吃下去的东西。比如说带皮的糙米、蔬菜或水果，它们的表面容易残留农药，所以我尽可能地选择有机食品。尽管在政策、制度上有食品安全的保障，我还是想选择一些农药影响尽可能小的食物。

我喜欢有机食品的另一个理由是，我认为**为了地球的环境，环保绿色的农作物的种植也是非常重要的**。在这一点上我并没有做过多深入的调查，但是有越来越多的科技论文肯定了有机食品在改善自然环境上的价值。我也在日常生活中有意识地想对环保做出自己微薄的贡献。如果价格合适，方便入手，我会尽量选择有机农产品，也算是用实际行动助力当地经营有机农业的从业者。近几年，**有很多报告指出地球的健康（环境问题）与人类健康密切相关**，还提出了很多有关膳食与环境之间关系的科学依据。虽然现在有关有机食品的科学依据尚不充分，但是我相信从这一视角的研究会越来越充分。

但这些不过是我的个人意见。我想，那些非常害怕承担哪怕一丁点儿风险的人，尤其是孕妇（包括备孕的人）、哺乳期女性或婴幼儿等人群，可以考虑选择有机食品。当然，无须把所有的食物、食材都换成有机食品，按照价格或入手的方便程度，可以自行决定膳食生活中各类食品的优先顺序，或是把容易有残留农药的食品换成有机食品，或是逐步地把有机食品引入自己的一日三餐中，等等。

日本的生活协同组合联合会和美国的消费者联合会也在积极地检验食品中的农药残留物。本书优先使用的是学术杂志上被客观数据验证的结论，并没有使用美国消费者联合会等机构独自调查的结果。如果有兴趣的话，你也可以收集一些类似的信息，也有助于对食品、食材的健康进行综合判断。美国和英国公布了哪些食品中的残留农药较多，不过，有些机构、团队对于非有机食品的评判方法较为粗劣，只是为了煽风点火罢了，需要我们认真甄别筛选才行。就连医生和研究人员也可能出现有选择性地挑选信息数据的情况，要记得所谓专家意见是力度和质量最弱的科学依据（见图2）。我们在收集信息时，尤其需注意其前提条件是提供客观信息的学术论文或研究机构所公布的信息数据。

人们很难抵抗"有机"一词的诱惑吗

人们选择有机食品的原因多种多样，有的是为了自身健康，有的是为了环保和保护动物。对很多人来说，"有机"这一概念集中了众多令人着迷的元素。

人们很容易受到"有机"一词带来的影响，好像食物被贴上"有机"标签后，其给人的味道、进食的量甚至食物本身的价值都受到了影响。

比如说某种食品包装写上"有机"字样后，人们会觉得该食物的热量比较低，而且比一般的东西价值更高，也愿意花更多的钱购买，甚至觉得它含有的营养素也更丰富。这种现象其实就是健康的"晕轮效应"。在美国，常常能看见一些曲奇饼或炸薯条的包装上写着"有机"或"原生态"的字样。这些字眼让原本很难被认为是健康产品的东西变成了消费者眼中有益健康的商品。

在食品味道上，人们似乎更倾向于认为没有标示"有机"的曲奇饼味道更好。这也许是因为人们脑中的逻辑是：有机 = 有益健康 = 不怎么好吃。但也有报告称，日常生活中关注有机食品和绿色食品的人，或是习惯阅读食品包装上营养成分内容的人，受到"有机"一词影响的情况较少。**值得注意的是：因为包装上"有机"一词的刺激，该食品会给人一种非常健康，甚至好得超出预期的感觉，以至于让人们过度摄入，或者产生"仅靠吃该食品就能变得健康"的错误认识。**

就像"有机"一样，有报告称，包装上印有"环保"、"环保的"（eco-friendly）的字样，也会影响到对食物味道的感觉或对热量、价值的判断。尽管不知道该食品是否是有机产品，但只要有"环保"标志，很多人都觉得味道会不错。

对于有机食品还有很多争论，其对健康的影响，无论是消极影响还是积极影响，尚且都没有充分的科学依据，还需要静候将来的研究结果。另一方面，有机食品背后代表了各种种植栽培的方法，同时包含了各地农产品从业者的感情，值得我们去感触膳食内部幽深的魅力。也许，通过膳食这一契机，我们会认真思考人与地球、人与社会之间的关系。

由此看来，现在也不失是一个思考如何对待有机食品的好机会。

•• **方法落实** ••

选择有机食品需要考虑的 3 个关键点

从有关生鲜食品的多个研究中发现，有机食品需要大致考虑 3 个关键点：第一，食品中是否残留了农药等自然界没有的物质，如果有，那对健康有什么影响；第二，限制农药、抗生素或转基因技术引起的细菌、霉菌及其对健康的影响；第三，有机食品的营养价值是否比较高。

首先是第一点。在农药的使用上，各国和国际机构都设置了严格的标准。比如，世界卫生组织是从两个层面来评判的：其一是每天都吃，即使吃一辈子是否也不会对健康有什么消极影响（慢性）；其二，吃了一天是否对健康有影响（急性）。世界卫生组织从这两个角度定义农药的使用标准（什么作物、多大量、多大浓度、多长时间）。

美国内科医师协会（American College of Physicians，简称ACP）的内部专刊所刊登的报告称，将多项研究结果汇总后发现，**从有机食品中检测出的残留农药或重金属比非有机食品更少**。但是这份报告并没有明确回答如果人体长期摄入一定量的这些成分，会对健康产生多大的影响。不过，鉴于严苛的食品安全标准，从现阶段来看，有机食品的残留农药并没有上升到影响一般成人健康的程度。

然而，现在也确实有声音在批判这些标准。作为消费者肯定非常在意这些成分是否对健康有影响。对人体是否有害的区分标准才是让人不敢把有机食品和农药的关系简单化的主要因素。

第二个关键点就是**不使用农药后出现的消极影响**。除了肉类以外，其他各种食品中细菌造成的污染程度并没有多大差别。但是，有机肉类中曾发现过大肠杆菌和大肠弯曲杆菌。另一方面，有数据表明，由于使用了抗生素（非有机物）而出现了携带耐药菌的家畜。总的来说，现在还并不清楚不使用农药对于健康的影响，但是确实有对某些特定元素的担忧。

第三个关键点就是**营养价值**。2012年，一篇颇具代表性的论文在结论中声称，基本上不存在有机食品营养价值特别高的情况。在追求健康的有机食品生产工艺设计上，生产者为了健康考虑，重视牲畜的饲料，以增加特定的营养素等。比如说，有研究发现，在某些特定的营养素（ω-3系列多不饱和脂肪酸等）上，牛奶或乳制品的有机产品要比非有机产品的含量高。不过，这又是上面反复提到的"营养素"的问题。实际上我们现在并不清楚有机食品具体有怎样的健康效果。

我想书前的读者也有点着急，但现在的情况确实是没有确定的答案。

鱼与肉类：营养价值高的肉类也有问题？

提到肉，大家会联想到什么？肉给人的主要印象就是食物。因为含有丰富的蛋白质，很多人提到补充体力或精力都会想起肉类食材。

近几年，有研究显示，**某些肉类产品会增加人的患病风险**。本节我们来共同思考一下我们对肉类的了解与实际情况之间的差距，以及肉类摄入给健康带来的实际影响有哪些。

在营养方面，我们知道蛋白质与碳水化合物、脂类是提供身体基础热量的三大营养素。顺便提一下，蛋白质的英语"protein"在拉丁语中是"最重要"的意思。如字面意思一样，蛋白质是人体机能活动不可或缺的营养素。一旦缺乏，就会出现身体发育受阻、心脏功能下降、患上传染病的风险增高、身体代谢异常等问题。因为肉类含有丰富的蛋白质和热量，营养价值高，因此人们把吃肉与增加体力直接画上了等号。

·· 健康问答 ··

为什么红肉和加工肉对身体不好

在健康上，肉类产品也被指出存在各种各样的问题。需要我们特别注意的是**红肉和加工肉**。

红肉指的是牛、小牛、猪、绵羊、小绵羊、马、山羊等哺乳动物的肉（与我们常说的"肥肉少"的瘦肉不一样）。相反，**禽肉被称为**

白肉，与红肉相区分。加工肉指的是通过技术手段使其便于保存或提味的肉类。很多加工肉含有牛肉、猪肉等红肉（有时候也有鸡肉），还有火腿、香肠、培根、牛肉干、牛肉罐头、肉罐头和肉酱汁等也含有红肉。

隶属于世界卫生组织的国际癌症研究机构（International Agency for Research on Cancer，简称 IARC）曾在 2015 年公开称，**加工肉有可能致癌，红肉很可能也致癌**。有关加工肉的研究结果称，平均每天摄入 50 克加工肉，人体就会增加 18% 患大肠癌的风险。红肉的研究虽然没有加工肉研究的科学依据力度大，但据推测平均每天摄入 100 克红肉，人体就会增加 17% 患大肠癌的风险。

另一个针对癌症的研究机构世界癌症研究基金会（World Cancer Research Fund，WCRF）也有过同样的推定。该机构认为，按烹饪后的质量算，一个成年人摄入的红肉量一周内最好不要超过 350 克—500 克，如果非要吃加工肉的话，应尽可能控制在微量。在红肉方面，该报告指出，红肉的营养价值虽然高，但是有可能增加患大肠癌的风险，红肉中的营养素可以从其他食物中获得。另外，该报告称加工肉中多含脂肪和盐分，没有太大的营养价值。

同时，有报告认为，除了大肠癌以外，过多食用红肉和加工肉的人有较高风险出现脑卒中、急性心肌梗死等一些因动脉硬化引起的心脑血管疾病或糖尿病。

为什么红肉和加工肉对身体不好呢？我们可以从肉的成分和食肉较多的膳食生活两个角度来寻找答案。

首先在肉的成分上出现了各种假说。铁元素摄入过多或加热肉类后产生的化合物、饱和脂肪酸或动物蛋白，都可能对大肠环境有影响。而从实际情况来看，并不能把消极作用都怪罪到某种特定物质上。

从膳食生活上来看，有报告显示，除了肉本身带来的风险外，还有以肉为主的膳食生活对健康造成的影响。某个以美国人为研究对象的研究表示，**多摄入红肉和加工肉的人也会倾向食用精磨谷物、甜食和炸土豆等食物**。虽然就现有的研究来看，并不能准确地说消极影响是肉本身带来的，还是其他食物造成的，但是研究发现，长期较多摄入红肉或加工肉的人有较高风险患大肠癌等疾病。另外，有以日本人的膳食生活为对象的研究结果显示，膳食长期以肉为主的人的死亡率和患病风险有高有低，可以想见研究明白肉对健康的影响并非那么简单。

因为研究对象的肉类摄入量较少，无法看清和分析肉类与疾病之间的关系等缘故，所以在肉类研究上的条件受限，但是综合考虑，很多研究都认为加工肉会给健康带来消极影响。关于红肉和肉类整体方面，因为不同群体和不同疾病会出现不同结果，因此很难清楚地作出判断，对此研究人员尚处于困惑阶段。尽管如此，正如上面提及的IARC 和 WCRF 公布的研究结果一样，红肉和加工肉与大肠癌之间的关系还是比较清晰的。

日本国立癌症研究中心在承认类似的研究结果和调查肉类摄入量的发展趋势后，认为"日本人的膳食生活中，如果有摄入极多肉类的习惯，也可能会增加患大肠癌的风险"。它给出了三个理由：①在日本人摄入的肉类中，红肉和加工肉没有引发患病风险的可能性，就算有也很小；②虽然日本人比欧美地区的人摄入量小，但是日本人乃至亚洲人的肉类摄入量在逐步增长（WHO 建议的肉类摄入量是每人每周 500 克，但是日本的研究发现，很多被试组的人均摄取量在每周 400 克—450 克，甚至更多）；③日本在"二战"后大肠癌患病率增加，直到与欧美持平。顺便说一下，日本在 2018 年因大肠癌死亡的人数居世界第一位，2019 年则居世界第二位。

鉴于这些科学依据，我们在日常生活中不仅要注意肉类的食用，还要注意膳食生活的整体情况，这对于我们来说才是最保险最安全的。

鱼肉对多种疾病的预防有积极效果

人们普遍认为鱼肉在预防疾病上有很多优点。有报告称，鱼肉摄入量多的人，死亡率较低，患心脏病及脑卒中的风险比较小。 有报告认为，每天吃两种以上的鱼肉，死亡率就会降低 10% 左右。但是，同其他很多类食品相同，经常吃鱼肉的人原本就有健康膳食的意识，也许因此才出现了对健康有益的结果。但是鱼肉并非对任何人都能如预想的有积极的预防疾病的效果。像在预防糖尿病上，鱼肉的效果有好有坏。从盐分摄入上看，一些腌制鲑鱼或腌制鲑鱼籽等加工食品并不利于健康，所以不能笼统地说鱼肉有益健康。但是，从死亡率、心脏病或脑卒中等患病风险上综合考虑的话，我认为最好能让鱼肉在膳食生活上占有一席之地。

在鱼肉的摄入量上，我认为应尽量一天只吃一小盘即可。一人份的生鱼片或一片烤鱼大概相当于 80 克，现在日本人的鱼肉摄入量日均只有 64.4 克。

在研究上，虽然鱼肉常被认为有众多有益健康的优点，但是鱼肉中的水银问题依然让人担忧。美国和日本的超市中出售的鱼肉种类不同，因此美国的问题可能不能直接套用在日本身上。不过，在美国，某些特定的鱼肉寿司等产品上会标有"此鱼肉含有水银"的特别提示。美国常见的食用鱼类主要是金枪鱼、旗鱼等一些处于海洋食物链顶端的大型鱼类，而日本常见的食用鱼类很多是小型鱼类。鱼进食了大自然界原本就存在的水银物质，人吃鱼肉后，也相当于摄入了水银。这里顺便提一下，寿命较长的大型鱼类或是处于特定食物链顶端的鱼类含水银较多，**而生命周期较短的鱼类含水银较少。**

现在可以推定，日本人摄入的水银 80% 是来自鱼贝类。不过，对于普通人来说，经由鱼类摄入的水银量对健康几乎达不到有影响的程度。但是就和其他有农药残留的食品一样，不能保证鱼肉中的水银完全没有风险。尤其是在怀孕期的女性需要注意，可以按照日本厚生劳动省所公布的鱼类等信息来留意以鱼肉为媒介的水银摄入问题。

··方法落实··

1. 保证蛋白质摄入的饮食法

如果你既想减少红肉或加工肉的摄入，又想保证蛋白质的摄入，可以考虑鸡肉、鱼肉、蛋类等动物蛋白含量较高的食物。植物蛋白则有豆制品（豆腐、纳豆、味噌等）、谷类（大小米、大小麦、荞麦等）、坚果类（芝麻、花生、杏仁等）、豆类（大豆、红豆、鹰嘴豆等），还有一些像大豆素肉等由植物制作的肉类替代品，这类食品含有植物蛋白，而且比肉制品健康，因此很多这类产品受到人们的欢迎。有研究报告称，植物蛋白的摄入对健康有积极影响，因此，从理论上来说，这类食品对健康有益，但实际上它们作为肉类替代品，这方面的科学依据尚不充分。而且，其中有些食品中添加了盐分、椰子油和棕榈油等成分，因此把它们作为肉类替代品食用时要留心它们的制作原料。

2. 选肉就选禽肉

如果你很注重肉类的摄入，那么选择鸡肉就好。鸭肉和火鸡肉也属于此类。与红肉和加工肉相比，目前还没有什么强有力的科学依据证明禽肉摄入较多与患病风险的关系。虽然摄入较多禽肉并非任何患病风险都不会增加，但既想吃肉又想预防疾病的人，我推荐禽肉。

蛋类：不要混淆血液中的胆固醇与食物中的胆固醇

蛋类是非常优质的蛋白质来源。那么蛋类与疾病之间的关系有没有什么科学依据呢？

让人困扰的是在现阶段有关蛋类的研究结果一直处于争议中。

几年前的研究结果称：健康的人每天吃一个蛋是不会有心脏病风险的，也就是说一天一个没问题。但是之后流传出来的新闻称，多项研究结果不尽相同，有好有坏，这些新闻让食用蛋类出现了争议。

我个人感觉大众媒体对蛋类各执一词的原因在于**人们对于"胆固醇"这个专业术语存在误解**。营养流行病学者佐佐木敏老师在他的书中也讲过**"胆固醇分为血液中的胆固醇和食物的胆固醇两种"**，不能将两者混为一谈，区分考虑问题很关键。我们在平常要注意区分媒体中提到的"胆固醇"是哪种胆固醇。

我们常在体检时听到的"胆固醇值较高"，这里的胆固醇是指血液中的胆固醇。血液中的胆固醇只有极小部分是来自食物的。我们的肝脏也能制造在血液中穿行的胆固醇。而且要知道，我们通过蛋类等食物摄入胆固醇，并不会造成血液中胆固醇的量升高。换句话说，血液中的胆固醇与摄入的食品中的胆固醇关联性不大。

在公共场所聊起蛋类食品和健康的话题，胆固醇（实际上不仅是蛋类，还包括鳕鱼籽、鲑鱼籽、肉、牛奶等动物来源的食品）都是避无可避的话题。而且，人们不是把血液胆固醇和食物胆固醇混为一谈，就是把两者画等号，往往误以为"有人说我（血液中的）胆固醇太高，我最好不要吃那些人家说（来自食物的）胆固醇太高的东西（蛋类等）"。当我们看到有关胆固醇的信息时，可以仔细考虑考虑它到底指的是哪种胆固醇。

··健康问答··

蛋类食品与疾病的关联性

本节我会给大家说一些可能有些离题的问题。在上一节中从胆固醇成分考虑的话，**只要不是极端地大量进食蛋类，血液中的胆固醇并不会受到多大影响**。那么蛋类食品与疾病有什么关联吗？

在糖尿病和心力衰竭等患病风险上，美国的研究结果主要是成正相关，但是除美国以外并没有什么研究能看出蛋类食品与疾病的关系。并且，这些研究结果认为，在急性心肌梗死或脑卒中等代表性的疾病方面，蛋类食品摄入似乎没有什么消极影响。

我们来看看日本的研究。顺便提一下，**即便是从全球范围看，日本人的蛋类食品摄入量也是比较多的**。日本人的每年人均蛋类消费量是337个，居世界第二位，仅次于墨西哥。也就是说日本人每天平均消费一个蛋。以日本人为对象的研究并没有发现蛋类的摄入与糖尿病和心脑血管之间的关系，但是因为科学依据尚不充分，现在很难给出结论。

这终归是我的个人意见。身体健康的人最好不要摄入大量的蛋类产品。毕竟确实有研究结果表示蛋类食品摄入可能提高患病风险，这一点依然值得注意。不过，这里所说的多项研究中，论文作者并没有涉及蛋类烹饪方法的分析。我们可以退一步放宽标准来看那些非常想吃蛋类的人到底是用了什么烹饪方法，而且是和其他什么食物搭配进食的。比如说，美国的研究中可以看出是研究对象把很多黄油和培根用在蛋类菜肴中。这种吃法想必会引发很多患病风险。因此我们再吃蛋类食品时最好能研究一下哪种吃法比较健康。

不要被高胆固醇食物旁边的"小小绿蔬"欺骗

我再说最后一个常吃肉的人需要知道的小"伎俩"。大家知道"晕轮效应"（halo effect）一词吗？英语"halo"是指天使头上的光环。晕轮效应就是用一种讽刺的手法比喻即使是一个普通人，只要头上套上天使光环，看起来也像圣人一样完美。某个事物一旦出现某一明显突出之处，人的注意力就会被其吸引，觉得这个事物整体都很突出。特别是在膳食这一块，存在很多让人不得不留心的"晕轮效应"圈套。

我们可以仔细看看那些快餐店、餐厅菜单上的荤菜照片。是不是很多荤菜旁边都点缀着一些欧芹、生菜和西芹等一小撮儿绿叶蔬菜？这就是所谓的"晕轮效应"的圈套。

实际上，当人们面对配西芹叶（3 小片）的汉堡和不配西芹叶的汉堡时，往往觉得前者的热量会低于 100 千卡。也就是说在这里西芹（小小绿蔬）的主要作用是演绎出"该食物挺健康"的感觉。

仅仅一小撮儿绿蔬就让人有低卡路里的错觉。令人唏嘘的是比起其他人，反而是那些特别注意膳食、正在减肥的人会出现更多类似的错觉。我们可以毫不夸张地说，在牛排或炸鸡旁边点缀一点点绿蔬，就是为了让人生出"我可以吃这道菜，这个肉对健康也没影响"的感觉。当你准备点菜，发现肉里还搭配蔬菜从而觉得这道菜应该可以吃时，就请想想这个晕轮效应吧。

有的人出于健康考虑要减少肉的摄入，有的人即便明知有健康风险也想继续吃肉。各有各的想法，无可厚非。但最重要的一点是应注意"风险与利益的平衡"，我们应该具备相关肉类的知识，不要被"肉=体力来源"这一定势思维所迷惑。依然想继续吃肉的人可以有意识地了解食用哪些肉类会增加哪些患病风险，并在此基础上注意区分肉的种类，和其他食物搭配进食，以最大限度地减少患病风险。

••方法落实••

高胆固醇食物的替代品

出于预防疾病和环保的考虑，自2005年踏入美国之后，我基本上没吃过肉（但吃过鱼肉、蛋类、乳制品）。戒掉肉至今已经超过15年了，日常生活中我也没有特别渴望吃肉的冲动。不过，偶然碰到香喷喷的日式猪肉生姜烧或是牛肉寿喜锅，闻到猪肉、牛肉特别的香气和味道，我总会想，这些具有独特味道的肉应该没有什么替代品吧。

的确，用其他东西来替换自己喜欢的食物并不容易，更不用说要替换的是肉类食物。除了独特的味道外，人们对肉类食物还有别的认识：①食用肉类可以带来积极的情绪；②食用肉类是拥有财富、健康的象征，给人一种支配大自然的感觉；③食用肉类是有阳刚之气的象征。无论人们有没有意识到这几点，在食物当中，肉是能唤起人特殊感情的东西。

如果减少吃红肉和加工肉，如何用其他食物替换肉类产品呢？有关这一问题近些年也出现了各种各样的研究。

做到以下几点，可以有效减少肉类摄入。

» 熟悉肉类食品的知识。

» 多接触能改变原有对肉类认知的信息（如：知道近期很多人在减少肉类摄入，外出点菜时会选择不吃肉）。

» 默认肉类替代品（把类似大豆素肉等不含肉类成分的食物当作替代品，在餐厅菜单上出现这些选项时选择非肉类菜品）。

但是，现在把这些当成科学依据为时尚早，还需要更多的研究分析。但是如果什么应对措施都没有的话可能会有不安感，下面我从行

第4章 方案3 膳食

为科学和行为经济学的角度介绍几种方法。

设置"无肉日"：海外有周一不吃肉的宣传活动——"无肉星期一"。有研究表明，参加这个活动 6 个月后有将近 60% 的人养成了不吃肉的习惯。有七成的人认为每周选一天不吃肉其实很简单。我想，能有这样一个正面的结果，与该活动的知名度以及众多人参与其中的氛围也有关系。虽然这项活动是世界规模的，但是在日本，人们并不太熟悉这个"无肉星期一"，所以，那些想减少肉类摄入的人不妨尝试尝试这个活动，也许会有用。

灵活利用初始设定：提前做好膳食的初始设定，可以在面对选择时轻松做出决定，不会浪费精力和时间。比如说，早餐经常吃的培根或香肠可以换成鸡脯肉，牛肉或猪肉可以用鸡肉代替，基本上就是用鸡肉代替其他肉类（如：猪排换成鸡排，牛肉咖喱换成鸡肉咖喱）。

肉的替代品要好拿好取：是否能简单快速地获得食物会影响食物的摄入。我们可以想想哪些肉类的替代品自己想吃，或是自己觉得应该能吃。提前把鱼肉和植物蛋白等替代品放在方便拿取的地方。肉类替代品能被迅速找到、具有很高的入手方便度，对于减少肉类摄入非常重要。

乳制品：钙的超级形象

•• 健康问答 ••

从如何预防"疾病"的全局观点看乳制品

食物当中，人们最熟悉的、最具代表性的，除了肉以外就是牛奶了。很多人都把牛奶与钙直接画等号。连我小时候学校食堂的饭菜每天都有牛奶。还记得当时老师常常说："想长个子就得喝牛奶！"

日本一项有关消费者如何看待牛奶的优点的调查显示，"牛奶中有均衡的钙和蛋白质等身体必需的营养素""牛奶的成分有助于促进钙的吸收，防止骨质疏松"等回答居调查问卷的前几位。另外，日本的农林水产省鉴于日本国民身体普遍缺钙的现状，积极地推动牛奶的消费。无法否认，日本是把牛奶当作钙来推广的国家。

事实上，并不是说一直吃乳制品，骨头就一定结实。在许多摄入较多钙元素的国家，人们骨折的风险反而比较高。在这些国家进行的有关乳制品摄入与骨折或骨质疏松之间风险关系的调查中，并没有证据证实乳制品的摄入对这些疾病有预防效果。日本的有关研究较少，某项针对女性群体的研究报告认为，牛奶、乳制品摄入越多，骨折的风险越低。其他国家的数据与日本研究结果相矛盾的缘由尚未可知，**但是从这些结果来看，乳制品和骨骼强度的关系并非黑白分明的，这是个很意外的结论。**不过，这也是还原主义式逻辑思维的典型案例——只盯着某一种营养素的功效来考虑膳食，却忽视了现实疾病与食物整体的关系。

乳制品与健康的关系要看"疾病"本身

从预防疾病的角度来看，牛奶和乳制品的特征是摄入较多的人有的病患病的风险高，有的病患病的风险低。

在脑卒中等心脑血管疾病和总死亡率上，有报告称，乳制品摄入较多的人风险较低。在日本，一项以 40 岁到 59 岁的男女为对象的研究发现，乳制品的摄入与脑卒中的发病率降低有关系。但是从整体来看，并没达到预期的预防效果。在糖尿病方面，有相关报告称，摄入较多酸奶、奶酪等乳制品的人，患糖尿病的风险较低。针对日本女性的一些研究中也呈现出大致类似的结果。

然而，让人烦恼的是，也出现了有关牛奶、乳制品的负面报告。比如说从欧美或日本等亚洲国家的研究论文综合来看，长期摄入牛奶、各种乳制品（奶酪、低脂牛奶等）的男性有较高风险患前列腺癌。汇总癌症研究科学依据的 WCRF 也有同样的报告。将乳制品细分后来看，奶酪摄入的数据有点奇怪，但是对细分后的乳制品进行的分类研究还比较少。在牛奶、乳制品与卵巢癌风险的关系上，有报告指出两者可能有消极关系。但是，这方面的科学依据并非高质量的证据，从上面提到的 WCRF 的报告来看，还没有到能得出什么结论的阶段。

在欧美地区，有研究得出了乳制品对预防癌症并不有利的结果。但是日本的结果正好相反，从该研究结果来看，日本男性中，比起完全不吃乳制品的人来说，平均每个月喝一到两回牛奶的人因癌症而死亡的概率较低，而从每周喝三到四次牛奶的日本女性中也得到了同样的研究结果。

欧美和日本之所以会得出两种相反的研究结果，有可能是因为欧美人的牛奶或乳制品的摄入量非常高，很容易显现出由乳制品中的脂肪而导致的负面影响。与欧美人相比，日本人的乳制品摄入量非常低，只有美国人的三分之一。因此，日本人摄入的乳制品并没有到能产生负面影响的地步，可能这才导致了欧美和日本相反的研究结果吧。

对于成年人，牛奶和乳制品可能会降低他们脑卒中或糖尿病等疾病的患病风险，但也有可能会增加罹患某些特定癌症的风险。因此最理想的是根据自身的情况决定摄入量。其中涉及的计算问题比较复杂，这里直接略去，可以依据膳食均衡指南的推荐，**一天大约进食两次牛奶、奶酪、酸奶中的任何一种，这样是比较保险的**。如果要选择的话，我特别推荐酸奶，因为它不会带来很明显的负面功效。因为牛奶发酵后乳糖成分变少了，所以亚洲人如果选择进食酸奶和奶酪，他们中经常出现的乳糖不耐受症也会变少（喝完牛奶后不容易出现腹泻等情况）。

乳制品是儿童重要的蛋白质来源。当然了，还是老生常谈的话，最重要的是重视不同种类膳食的摄入，将乳制品都与其他食物搭配起来进食。

·· **方法落实** ··

那些补钙的食物

现在有很多研究着眼于如何提高人们对乳制品的摄入量。虽然还没有确立相关的科学依据，但据称，仅仅了解牛奶和乳制品的相关知识并没有效果，能简单快速地获取这些食物才是最重要的。如果在家吃饭，要把它们摆到餐桌上，或是放在冰箱里显眼的位置。超市也是获得牛奶和乳制品的一个关键场所。超市乳制品的摆放方式和优惠活动也容易影响消费者的购买意愿。比如说超市每个月有几天是专门的牛奶、乳制品特价日，我们也可以多看看超市的广告宣传单，这也是提高购买乳制品意愿的方法。

另外，如果有意识地想补钙，要记得除了乳制品外还有很多别的食材能补钙。

虾米、小鱼干、小沙丁鱼干、小银鱼干、鱼干等鱼类，海苔、羊栖菜、裙带菜、海带、紫菜等海藻类，小松菜、萝卜、芜菁叶、绿芽菜、罗勒、欧芹等绿叶蔬菜，豆腐、纳豆、油豆腐等豆制品或豆类，以上食材中都富含钙成分。对于那些稍微摄入一些乳制品就会坏肚子或是想控制乳制品摄入的人来说，这些补钙的备选项非常重要。顺便说一下，据推算，大概有73%的日本人摄入乳制品后会出现乳糖无法代谢或代谢功能较差的情况（乳糖不耐受症）。这类人不需要勉强自己去摄入乳制品，可以扩大自己补钙的食品范围。

我自己不喜欢喝牛奶，清楚自己不刻意摄入的话会出现乳制品摄入不足。为防止钙等矿物质和蛋白质摄入不足，我平常就注意吃大量的豆制品和海藻类的食物。因为不喜欢直接喝牛奶，所以我常常把它混在玉米汤中或做成奶汁焗饭，或是把奶酪抹在点心上，或是吃完饭后把无糖酸奶当成甜味料放进草莓、香蕉、奇异果等应季的水果中一起吃掉。另外，我也很勤快地打探附近超市有没有乳制品的优惠活动日，以便囤一些东西。把乳制品尽量放在冰箱好取好拿、一眼就能看见的地方，督促自己要多多摄入乳制品。

刚刚提到牛奶和乳制品主要是围绕补钙的问题，我希望大家阅读本节内容后对补钙能有一个新的认识。**重要的是不盯着某一个特定营养素去补充，而是从疾病整体的角度去预防**。如上面提到的一样，乳制品摄入过多并不意味着骨骼会出现明显的改善。很多时候牛奶和乳制品与健康的关系并非单靠补钙就能说清楚的。我们可以在此认识的基础上，同时考虑与其他食品的搭配，再来想想自己应该如何看待牛奶和乳制品。

脂肪：从"必须控制"到"健康摄入"

•• 健康问答 ••

摄入的脂肪到底是什么

提到油或脂肪时大家会想到什么？有些人会立刻想到肥胖或产生血液流动不顺畅的不健康的感觉。也有些人因为橄榄油的兴起，会想到健康的食用油。更多人可能真的不清楚生活中应该多摄入还是尽量少摄入脂肪。

一项涉及 16 个国家的世界性调查认为，大多数人并不清楚脂肪对身体是好是坏。在该调查中，有 90% 的人认为脂肪是有害的、负面的，有 68% 的人认为应该尽量避免摄入脂肪。有 91% 的人认为维生素是健康膳食中必需的，但是只有 41% 的人认为脂肪是健康膳食中必需的。其实，维生素和脂肪同样是重要营养素。从这些数据可以看出，与其他营养素相比，人们对脂肪的认识还不足，而且是消极印象。

我们在聊脂肪之前，先整理一下需要用到的专业术语。

提到食用油时常常出现的**"脂肪"**一词，主要指的是"内脏脂肪""皮下脂肪"，均涉及身体组织的名称。而三**大营养素（碳水化合物、脂类、蛋白质）**中的脂类是指营养物质。但是，现在有很多文章没有明确地区分两者的不同，大部分是直接用脂肪一概而论。这也许正是脂肪问题较为复杂的原因所在。

脂肪种类（饱和脂肪酸、不饱和脂肪酸）

虽然统称为脂肪，但每种脂肪都有区别。这里主要围绕**我们摄入的营养素脂类的主要成分"脂肪酸"**做说明。虽然这看起来像是着眼于营养成分的还原主义思维方式，但是让大家了解脂肪的种类也是很有必要的。

从图 9 来看，每种脂肪酸的下方写有包含该脂肪酸的代表性食用油（如：紫苏籽油中 ω-3 系列多不饱和脂肪酸较为丰富）。

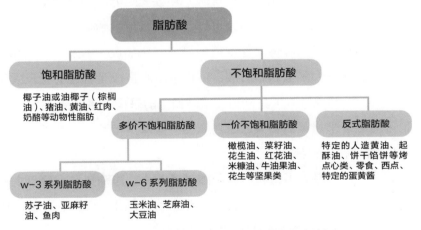

图 9　脂肪的种类（饱和脂肪酸、不饱和脂肪酸）
（由笔者根据参考文献制成）

首先说一说饱和脂肪酸。很多饱和脂肪酸是人体可以直接产生的，我们可以不用特意摄入饱和脂肪酸。当然，这一说法尚处于假说阶段。与不饱和脂肪酸相比，欧美的多个研究认为，过多地摄入饱和脂肪酸有可能增加血液中的低密度脂蛋白（LDL）胆固醇，从而导致心脏病相关的风险增加。

与欧美的研究相比，针对的日本人的研究报告称，无论摄入多少饱和脂肪酸，都存在较高患某些疾病的风险。具体研究结果是，**较多摄入饱和脂肪酸的人急性心肌梗死的风险比较高，而较少摄入的被试组脑卒中的风险比较高**。而且并没有发现如欧美研究所认为的与心脏病的明显关联性。该结果是饱和脂肪酸成分的直接因素导致的？还是和其他环境性因素有关联？暂时还说不清楚。日本国立癌症研究中心认为，脑卒中和心脏病的发病风险较低的人群，其饱和脂肪酸的摄入量是每天 20 克左右。我们不妨按这个量来摄入饱和脂肪酸。

还有一个较早的数据。日本人摄入的饱和脂肪酸有 30% 来源于肉类，有 25% 来自乳制品，这二者相加就占到了一半以上，而来自油脂类的只占 9%。适量摄入饱和脂肪酸（一天 20 克左右），就相当于一天喝 200 克牛奶（马克杯一杯的量）或是隔一天吃一回肉（一回吃 150 克）。

需要多摄入饱和脂肪酸的人可以尝试用其他食物做替代品，这一点很重要。找替代品时也要仔细斟酌研究。比如说，本来想替换掉黄油，因为它含有太多饱和脂肪酸，可惜不小心换成了含有大量反式脂肪酸的人造黄油或含有大量砂糖（精制糖）的果酱（随后会讲到），后者很可能会带来比黄油更大的患病风险。要减少饱和脂肪酸的摄入而寻找替代品时，一定要再三警惕。

另一方面，**摄入不饱和酸脂肪酸越多的人，患病风险有降低的趋向**。具体来说就是，不饱和脂肪酸有防止动脉硬化、预防血栓病、降低血压、减少血液中胆固醇的功效。

从欧美研究的科学依据来看，在有益健康的膳食生活中，要尽量少吃含有饱和脂肪酸或精制的碳水化合物（参考本章"谷物"一节）

的食品，多摄入富含不饱和脂肪酸的食品。从一些在日本容易获取的食材来考虑，主要需要我们控制由黄油等动物性脂肪制成的食品、肉产品、精加工的谷物、砂糖等碳水化合物，**多食用菜籽油、玉米胚芽油、芝麻油、橄榄油等植物性食用油，还可以把肉类食物换成坚果或者鱼肉，等等**。

椰子油真的健康吗

椰子油在日本也作为有益健康的食用油而成了人们热议的话题。**实际上椰子油中富含值得警惕的饱和脂肪酸**。据美国《纽约时报》的调查称，有 72% 的普通民众认为椰子油比较健康，但是只有 37% 的营养学家持同样意见，两者之间的认知差异比较大。

方案 3 膳食　第 **4** 章

那为什么椰子油有益健康的这个说法传播得如此之广呢？据《华盛顿邮报》称，在 2011 年到 2015 年间，美国人对健康生活的追求已经到达了高潮，美国健康食品行业也想借此东风加快发展，于是他们依靠夸大其词的广告和针对性强的市场营销战略，让椰子油摇身一变，成了给健康食品行业带来数十亿美金的"可口"商品。人们把椰子油看作是有益健康的"超级食品"（该报纸也指出并不存在什么"超级食品"的严谨定义）。而且，椰子油受到好莱坞明星和 7-11 连锁超市的追捧，影响力越来越大。尤其是因为心脏疾病的风险上升，对于很多渴望找到能代替黄油或含较多反式脂肪酸的人造黄油的替代品的人来说，椰子油确实是个不错的选择。但是不少学者逐渐对椰子油产生了质疑，这些质疑声也给椰子油的销量带来了阴影。到了 2017 年，美国心脏协会发表声明称"椰子油对心脏不好"。

椰子油也趁着"健康膳食"的热潮开始登陆日本。如果在日本网站以"椰子油"为关键词进行搜索，很多排在搜索界面靠上位置的网站都在宣传椰子油对健康和美容带来的益处，不了解椰子油的人会直接认定椰子油对健康有益。

根据一个汇总了多个椰子油相关论文的研究称，截止到 2020 年 1 月，椰子油确实会提高心脏疾病的危险因子 LDL 胆固醇的数值。但是，暂时还没有显示椰子油与心脏方面疾病和其他方面疾病的风险关系的科学依据，也就是在现阶段还不能断定椰子油对身体有害。美国心脏学会之所以做上面的声明，可能也是考虑到椰子油中饱和脂肪酸成分较多，会提高血液中 LDL 胆固醇的浓度。另外也有报告称椰子油可能具有促进身体脂肪代谢的功效。

如今，对于椰子油我们还有很多没搞清楚的地方，但是因为很多论文指出了它对健康可能有负面效果，因此，在选择食用油上，**最好能选择已经有充分科学依据证明其对健康有益，而且还含有丰富不饱和脂肪酸的食用油**。

•• 方法落实 ••

1. 小心食物中的"反式脂肪酸"

另一个在脂肪领域非常需要重视的就是**反式脂肪酸**。值得注意的是，工业来源的反式脂肪酸，也就是不饱和脂肪酸，来自经过人工加工后制作的脂肪。它原本是植物油中的不饱和脂肪酸，但在**制作人造黄油或起酥油等人工油脂的过程中变成了反式脂肪酸**。含有反式脂肪酸的食品价格便宜，可长期保存，有食用方便和口感佳的优点，因此被食品公司和外卖行业广泛使用。另外，在高温加热植物油的过程中，因为烹饪时间和烹饪次数的增多也会生成反式脂肪酸，因此，膨化薯条或炸薯片中也会含有此类物质。

另外提一下，反式脂肪酸也包含反刍动物体内产生的脂肪酸。牛、羊等反刍动物胃中的微生物会生成反式脂肪酸，造成牛肉或乳制品中也含有微量的反式脂肪酸。不过，这种原本自然界就有的、产生于动物身上的反式脂肪酸与食品加工过程中生成的反式脂肪酸并不一样。

从目前的研究来看，这种自然界原有的反式脂肪酸不会增加人们心血管疾病的风险，不需要特别提醒大家注意。

另外，有报告称，由食品加工过程中（学术论文称为：工业性的）生成的非来自反刍动物的反式脂肪酸（以下皆称为反式脂肪酸）的摄入与饱和脂肪酸相比较，有可能会增加患上心血管疾病的风险。

摄入反式脂肪酸会给人们带来很大的健康负担，世界范围内各国开始出现抵制反式脂肪酸的各项措施。2003 年，丹麦在全球首次规定禁止售卖含有工业脂肪酸的产品。欧洲、美国和加拿大等国也开始对反式脂肪酸进行各种限制。世界卫生组织公开表示要到 2023 年之前全面根除反式脂肪酸。

在日本，政府并没有主导限制反式脂肪酸，目前只是各个食品企业在进行自主控制。**其原因可能是日本人的反式脂肪酸的平均摄入量比世界卫生组织的目标值——热量的 1% 要低**（假设日本人每天摄入的热量是 1990 千卡，反式脂肪酸的量只有 2 克）。另外，在有关反式脂肪酸的摄入量和含较多反式脂肪酸的食品与各种患病风险的关联上，在我能力范围内还没有在日本找到相关的研究。这种数据和科学依据不足也许也是日本针对反式脂肪酸没有采取措施或无法采取措施的原因吧。

但是，这并不能让人放心。据一项针对日本人的调查发现，调查对象中约有 25% 的女性（尤其是住在城市的 30—49 岁的女性）与约 6% 的男性超过了世界卫生组织对于反式脂肪酸摄入量的基准值。该调查显示，很多反式脂肪酸是从零食点心类（18%）、面包类（18%）、食用油脂类（17%）、速食食品（9%）中摄入的。

含有较多反式脂肪酸的食品具体来说有**人造起酥油、涂脂（一种人造黄油，油脂比例比人造黄油小）、曲奇饼、馅饼、蛋糕等烤制糕点类，薯片、爆米花等零食类，奶酪等西式点心，以及油炸食品等**。超过半数的日本人摄入的反式脂肪酸并未达到值得担心的程度，但是对于平常摄入较多这类食物的人来说，这些食物只会增加热量的摄入量，但是营养价值低，需要引起注意。

在日本，在包装上标明反式脂肪酸等成分的规定还没有强制实行，所以还不能有效地预防反式脂肪酸。2011 年，日本消费者厅要求食品行业主动公开食品成分。该要求提出的方针要求在食品成分表上标注"反式脂肪酸"，甚至反式脂肪酸较少或没有的情况下也要做好标识（如：无、0、NO、没有、低含量）。不过，因为该要求并非强制措施，有的食品可能不会标注。**但我们要注意某些使用了"植物油脂"或"植物食用油"的加工食品中存在反式脂肪酸的可能性非常大。**

日本人反式脂肪酸和饱和脂肪酸摄入来源见表 2。

百岁培养计划

表 2　日本人反式脂肪酸与饱和脂肪酸的摄入来源

反式脂肪酸	摄入来源	饱和脂肪酸	摄入来源
18%	零食点心类	27%	肉　类
18%	面包类	25%	乳　类
17%	油脂类	9%	油脂类
9%	速食食品	9%	谷　类
5%	人造黄油	8%	蛋　类
3%	乳　类	7%	零食点心类
4%	快餐食品	7%	豆　类
1%	其　他	4%	鱼贝类
13%	肉类（天然来源）	4%	其　他
11%	乳酸（天然来源）		

出处：根据佐々木敏. 佐々木敏の営养デ一タはこう读む！　第 2 版. 女子营养大学出版部刊. P53 图 3. 日本人での饱和脂肪酸とトランス脂肪酸の摄取源（Yamada M, et al. J Epidemiol 2010;20:119-27 および Sasaki S, et al. J Epidemiol 1999;9:190-207 制图。

2. 如何高效减脂

有关减脂的一个大问题，就是除了在家负责煮饭烧菜的人以外，别人很难了解自身摄入了什么脂肪，摄入了多少量。想增加优质脂肪，避开不想摄入的脂肪，最保险的方法就是亲自煮饭。但是应该也有很多人做不到，所以我们可以想几个对策。

首先，如果你是能自己做饭的人，**就主动使用含有有益健康的不饱和脂肪酸的食用油**。我做饭时，不同的菜配不同的油，如菜籽油、芝麻油（只要是日式料理、中华料理以及其他亚洲菜系都可以）和橄榄油（意大利菜等西餐）。为了多摄入不饱和脂肪酸，面包可以不用黄油或人造黄油，而改用橄榄油，以及把肉类食品用鱼肉代替，等等。同样，考虑到突然改变膳食习惯很困难，我们可以按照自己的情况选择某一天作为摄入不饱和脂肪酸的日子，或是规定自己一段时间内要吃几次富含不饱和脂肪酸的食品等，逐步增加不饱和脂肪酸的摄入频率。

经常外出吃饭或吃预制菜较多的人，要特别提防饱和脂肪酸和反式脂肪酸的摄入。

在饱和脂肪酸上，也要注意不过多摄入肥肉较多的肉类和乳脂肪较多的乳制品等。在反式脂肪酸方面，最好尽量避免食用油炸物和加工食品（特别是糕点类）。

我们该如何从日常生活中减少那些可能有害健康、不宜摄入的食品呢？关于这个问题，相关研究正在进行。虽然我们还需要更多的研究成果来建立强有力的科学依据，但是目前也已取得某些研究成果，主要有以下两点：**①缩小想要少摄入的食品的获取范围，扩大想要多摄入的食品的获取范围；②设置物理距离。尽量让①②两种方法结合起来运用。**

下面详细介绍一下方法①②。采用方法①时，可以只去一些菜单上很少或没有那些想要少摄入的肉类菜品的餐厅（反过来就是多去菜单上鱼肉或素菜多的地方吃饭），极力减少那些在家就能立马吃到的糕点类零食的种类和数量（反过来就是多预备一些水果或坚果）。一顿的量尽可能缩减到最少（零食点心不要盛在大盘子里，而是少量放在小盘内，或是分小袋拿出来），等等。采用方法②时，不要在家囤放糕点类零食、面包、速食品等（不囤的话就算想吃还得出去买，增加了麻烦度）。上下班、上下学时不要经过售卖此类食品的便利店或超市，也就是尽可能地与这些食品保持较远的物理距离才有效果。

除了外出就餐，在家里也可以设置"物理距离"。实在管不住钱包而买回家的零食，最好不要放在客厅或厨房等容易够得着的地方，尽量放在高架子上或者零食仓库的最里面，要想吃必须要踩着梯子、凳子寻找，**也就是放在需要本人消耗精力才能够得到的地方**。另外，一般人看见零食食欲也会增加，所以最好把零食放在那些自己看不见的地方。反过来说，**要把蔬菜和水果等摄入后有益健康的东西放在视野之内**。

无法掌握自己摄入的脂肪量，以及不了解饱和脂肪酸和反式脂肪酸的知识，容易导致在进食时对这方面不太留意，摄入过量不利于健康的食品。我们可以反思自己的日常膳食生活，看看能不能找到可以避免或减少摄入不饱和脂肪酸的替代食品。

糖：糖是继香烟之后第二糟糕的东西吗

•• 健康问答 ••

全球关于糖类摄入的态度变化

当我们聊到包括砂糖在内的白糖和健康的话题时，**在欧美地区会有"糖类对身体的害处仅次于香烟"**（sugar is next to tobacco）**或"糖类是新的香烟"**（sugar is the new tobacco）的说法。这实际上是用类比的方式来说明糖类像香烟一样，会涉及对健康的害处、与相关行业的利益勾连和缴税等问题。对于喜欢甜食的人来说这类说法确实会戳到痛处。

2015 年，世界卫生组织公布了白糖等糖类摄入的最新指南。具体内容是世界卫生组织推荐每天摄入的白糖等糖类应该控制在总摄入热量（单位：卡路里）的 5% 以下，**一般成人摄入的糖类应控制在 2 汤勺（25 克左右）以内**。在"糖类"的定义上，不同的机构或国家在细节上虽然有差别，但总的来说都提倡人们避免摄入含有白糖或糖浆等的食物或饮料。

世界卫生组织曾经试图控制人们的糖类摄入量，但因为遭到相关行业的反对而未能实现。现在受到全球规模逐渐高涨的健康意识的影响，世界卫生组织的糖类摄入指南才得以修改。糖类行业也不得不转而迎合全世界对于健康食品的需求。比如说，瑞士的大型食品公司雀巢为了回应市场，把产品中的糖分减少三成多后再拿去销售，而且已经在按照世界卫生组织最新的糖类指南加速开发新产品，等等。

糖究竟是什么

我们日常所说的"白糖"（颗粒状的砂糖）一词其实与科学界中的"sugar"一词在意义上是有区别的。而且，科学界使用的"sugar"一词，不同的国家、地区或机构组织对其也有不同的分类和定义。

如果逐个详细考察这些分类和定义的话，过程尤为烦琐，这里暂且省略。但出于健康考虑，正确理解某个术语的定义是非常重要的。因此，本书中提到日常用语使用"白糖"一词，而科学世界使用的"sugar"则用"糖类"来表示。下面是世界卫生组织对糖的定义。

世界卫生组织的糖类指南认为，**作为限制对象的碳水化合物中，单糖（葡糖糖、果糖等）以及双糖（蔗糖等餐桌糖）的定义为"在食**

品饮料中的添加物以及蜂蜜、果汁、浓缩果汁中存在的天然物质"。简单来说就是指普通加工食品或清凉饮料中添加的糖分（白糖、糖浆），或者是蜂蜜、果汁（加工后的水果饮料或者水果榨出的汁液）中的糖分，不包括大小米或蔬菜中的淀粉或牛奶中的碳水化合物（乳糖）。我们平常所说的"白糖"是指双糖中的蔗糖。如表3所示。

表3　碳水化合物的种类

糖类	单糖	葡糖糖、果糖、半乳糖等
	双糖	蔗糖（就是砂糖）、乳糖、麦芽糖、海藻糖等
	糖醇	木糖醇、山梨醇等
低聚糖类	麦芽低聚糖、其他低聚糖	麦芽糊精
多糖类	淀粉	直链淀粉、支链淀粉等
	含食物纤维的非淀粉性多糖类	纤维素、半纤维素、果胶等

出处：笔者参考 Cummings JH, Stephen AM. Carbohydrate terminology and classification. Eur J Clin Nutr. 2007; 61 Suppl1:S5-18 以及参考日本厚生劳动省公布的《日本人膳食摄取基准》（2020 年）策定检件报告书后独立制作出该表（该表基于食品摄取基准制成，内容种的营养成分标识等换成比较通俗的日常用语）。

空热量：白糖和糖浆是不必要的热量源

如果原本能够从谷物或蔬菜中摄入碳水化合物，就没有必要从食品中摄入人工添加的白糖等糖类了，因为摄入过多会引起肥胖、糖尿病和虫牙，甚至可能会引起更严重的疾病（心脏病等）。**这类人工添加的糖分不会补充任何营养素，但会增加热量的摄入，还有可能降低健康生活的质量**，这才是这种热量高、无营养的**"空热量"**的本质。所以，空热量绝不是指 0 热量。

日本人到底摄入了多少多余的糖类呢？

发表于 2018 年的某篇论文称，针对 20 岁到 69 岁的日本男女的调查发现，他们人均每日摄入 35.7 克糖类。假设人一天摄入的合适热量为 2 000 千卡，那么这就已经超过了世界卫生组织推荐的 25 克的标准了。也就是说，糖类在总热量中占比过多。调查中，过量摄入糖类的成人男性有 55.6%，女性有 87.8%。在幼儿、学龄前儿童和学龄儿童中，可以推定无论哪个年龄段的儿童都有一半以上，而且学龄前儿童的 90% 都超出世界卫生组织推荐的标准。

表 4　超过世界卫生组织糖类摄入标准的人数比例

幼　儿		学龄前儿童		学龄期儿童		成　人	
男	女	男	女	男	女	男	女
51.4%	59.5%	90.9%	92.1%	61.6%	68.8%	55.6%	87.8%

出处：该表基于 Fujiwara A, et al. Estimation of starch and sugar intake in a Japanese population based on a newly developed food composition database. Nutrients. 2018;10（10）:1474 制成。

表 4 中的数据毕竟是把平均值与换算后的标准进行的对比，那些喜欢甜食的人可能会消费更多的糖类。看完这篇论文后，我深感日本人要比想象中摄入了更多的糖类。尤其是成人女性和学龄前儿童的数字较为突出，引人关注。

人工甜味剂对健康的损害会变小？

如果不能吃糖类，利用人工甜味剂让食物发甜，对健康的损害会不会变小呢？现在食品生产中确实有用量少却比砂糖等甜上好几倍的甜菊糖等人工甜味剂的情况。再加上甜菊糖产生的热量（卡路里）较少（或没有），所以它作为砂糖的替代品被广泛使用。

砂糖、果糖或葡萄糖所制作的果汁糖浆能够作为人工甜味剂使用。

现在有很多研究针对的就是这种人工甜味剂对健康的影响。有的研究报告称，人工甜味剂可以预防糖尿病和肥胖症等疾病，也有的研究报告称人工甜味剂有可能会引发肥胖症、癌症或脑卒中等疾病。虽然现在有各种各样的研究成果，但是有关其对健康有益或有害的科学依据好像已经掺杂在一起。从多个研究的结论来看，都暗含有"并没有什么人工甜味剂有益健康的充分科学依据，并不能排除其有害健康的可能性（存在有害的可能性）"的意思。

因为在现阶段科学依据不明确，所以我觉得最好认为人工甜味剂有利于减肥。如果非常在意健康问题，最保险的就是避开那些还不清楚成分的人工甜味剂。我们最好能把添加了糖类、人工甜味剂的食品摄入量减少到最小，把膳食重点放在水果、蔬菜、谷物等食品上，依靠这些食物增加糖分的摄入。

糖类研究中令人不适的真相：研究与行业的勾连

在科学世界中，企业提供资金而进行的研究与研究者遵循的科学伦理之间常常会出现很多冲突。与大众生活紧密相关的公共卫生领域在这一点上需要尤为注意。在有关砂糖的研究中也出现了此类问题。

2016 年，某著名的学术期刊上刊登了一则令人震惊的报道。该报道称，曾经参与起草美国膳食指南、发表影响政府政策的论文的作者居然接受相关行业的资金，操纵了科学研究的结果。

我们来还原一下当时的背景。首先，1943 年，美国制糖行业专门成立了糖业研究基金会（Sugar Research Foundation，SRF）。20 世纪 50 年代后，美国男性的心脏病致死率上升了。时任美国总统的艾森豪威尔也因为心脏病发作与病魔搏斗。美国开始举国进行心脏病的预防。到 1966 年，有关心脏病原因的研究也取得了进展，出现了两个极具说服力的观点：一个观点就是过度摄入饱和脂肪酸和胆固醇 [明尼苏达大学安塞尔·基斯（Ancel Keys）博士的主张]，另一个观点就是过度摄入糖 [英国伊丽莎白女王学院约翰·尤德金（John Yudkin）博士的主张]。

1967 年，全球权威医学学术期刊《新英格兰医学杂志》（New England Journal of Medicine，NEJM）发表了安塞尔·基斯的论文。该论文的基本观点即安塞尔·基斯所宣称的"减少饱和脂肪酸和胆固醇，增加不饱和脂肪酸，能预防心脏病，糖类碳水化合物引起的心脏疾病风险也较小"。

因为该权威论文的发表，以大众媒体为代表的社会舆论开始出现"在膳食上注意脂肪和胆固醇以预防心脏病"的趋向，有关糖类与心脏疾病之间关系的讨论声音也被压下去了。此后，美国的膳食生活指南也很快制作完成，低脂减肥的潮流也乘势掀起。低脂减肥的方法我在前面已经提到过，但并不推荐现在使用。

有关该争论，我们可以从相关的历史资料中查清楚当时发生的具体情况。美国糖业研究基金会给参与论文撰写的哈佛大学的三位研究员每个人支付了相当于现在 5 万美金（约 36 万元人民币）的酬金，让他们操纵论文的结果。论文发表前，美国糖业研究基金会多次审查原稿件，进行了有组织的论文操纵。

被收买的论文合著人中有一位是当时哈佛大学营养学院的系主任，兼任政府机构咨询工作的专家顾问，是营养学界的权威之一。也就是说，撰写决定政策制定走向的论文同时身为政策咨询专家的人接受了某一特定食品组织的资金，且并没有将该情况说明公布，这本身就是一个非常严重的问题。

现如今，**在学术杂志上发表论文必须说明利害冲突——公开是否接受了相关组织的资金**。但是该论文虽然说明了其他研究资金的来源，但并没有对美国糖业研究基金会的研究资金做出说明。实际上，一直到 1984 年，《新英格兰医学杂志》并没有要求研究人员对研究基金的来源做出说明。而且，美国糖业研究基金会支持的制糖行业继续让研究人员降低人们对糖类与心脏疾病关联性的注意力，并把矛头对准了其他食物。

如同这篇被操纵的论文一样，有些论文的研究人员确实接受了来自烟草、酒精和食品行业相关机构的资金援助，并得出有利于该行业发展的研究结论。比如有报告称，接受了饮料行业资金援助的研究，要比研究人员独立筹措资金进行的研究，会发表更有利于该行业的研究结果。相同的结论出现在多个食品领域的情况已经变成了稀松平常的现象，在这一点上，行业发展与研究伦理观受到了质疑。

研究人员必须秉持研究伦理道德的观念，这一点的重要性是毋庸置疑的。不过，作为消费者来说，我们最好能在查阅公开的研究结果时，关注一下该研究的资金来源，看看结果是否有与企业利益相勾结的情况。另外，大众媒体在刊登这些研究论文时应该附上该研究的援助资金来源，或是用链接的形式将这一信息提供给查阅者。

•• 方法落实 ••

1. 不那么甜的食物也少吃——小心隐藏的糖分

如果很在意砂糖等糖类食品，在生活中应该怎么去做呢？

首先是关注食品配料表。日本的食品配料表是按照食材重量从多到少排列的，靠上的配料如果属于糖类的话就要引起注意了。因为配料的成分非常多，我们最好提前熟悉它们不同的名称。我把糖类和甜味剂的种类在表5中进行了归类。

另一个我们需要注意的是那些宣称低脂肪或低卡路里的看起来比较健康的食品、食材。这种食品常常出现在乳制品中。

表 5　食品配料表中列举的糖类和甜味剂种类

糖类甜味剂	砂糖类（以甘蔗、甜菜制作的蔗糖为原料的成分）	白砂糖、黑砂糖、和三盆糖、上白糖、三温糖、细砂糖、粗砂糖（白双糖）、中砂糖（中双糖）、方糖、冰砂糖、咖啡糖、糖粉、糖浆、蔗糖糖浆、转化糖浆、冰糖蜜
	淀粉糖（来自淀粉）	糖霜、糖化酵素、酸糖化糖、全糖、含水糖结晶、无水糖结晶、果糖、葡萄糖浆、果葡糖浆（玉米糖浆）、高果糖浆、黑蜜、蜂蜜、枫糖浆
	其　他	黑糖、蜂蜜、枫糖浆
	糖　精	木糖醇、山梨醇、还原性糖等 ＊ 有些在日本被视为食品，有些被视为食品添加物
非糖类甜味剂	天然甜味剂	甜叶菊、甘草甜素等
	人工甜味剂	三氯蔗糖、安赛蜜、糖精、阿斯巴甜

这些低脂肪的食品、食材虽然降低了脂肪含量，但为了味道与口感以及方便进食的需要却添加了砂糖和糖浆。番茄酱和酱汁类就属于这种食材。买低脂肪的食品本是为了健康着想，结果却造成体重增加，这确实得不偿失。

日本的某些看上去健康的食物也需要我们留心。比如说羊栖菜、金平牛蒡、咸梅干或炖菜，看上去对健康有益，但很多时候这些食物中都添加了糖类。还有，家里负责煮饭做菜的人都知道，寿喜烧火锅或煎蛋类等我们常做常吃的菜或熟食里，很多也都添加了糖分。

常常到外面吃饭或买熟食回家吃的人，首先要多注意自己可能在不知不觉中就摄入的一些隐形糖。比如说，即使是看起来卫生健康的蔬菜沙拉，其中混拌的调料中也含有糖类。不管是不是甜味的调味料，我们还是应该确认一下食品配料表，看看有没有糖类。我们至少可以先从膳食上减少砂糖等糖类的摄入，选择没有添加增甜剂的食品。即使不吃甜味零食，也不能放松警惕心。

2. 逐步减少糖类摄入

行为科学针对食物的健康膳食方法进行了各种各样的研究。有关如何减少甜食摄入的高质量科学依据暂时还没出现。但是，我们也不能坐视不管，在这里我尝试整理了一些可能会起到效果的信息。

如果你喜欢由自己去添加甜味，可以从一开始就选择不带甜味的食品，因为很多加工食品中含有糖类。加工食品中多含糖类的原因在于没有甜味就不会受到消费者欢迎。

比如说有些罐装或瓶装的咖啡、红茶或乳制品中都含有糖分。你可以把这些饮料换成无糖的或手动添加糖类的饮料。这样你可以自己添加一些非糖类的调味剂（比如我会在酸奶里加上水果）增加甜味。即使想加砂糖或糖浆，你自己也能把握好添加的量。

众多有关知觉的研究报告给我们带来了好消息。如果在食物中逐步地减少砂糖，在一定范围内的话也是人体所容许的。现在有一个实验分析了消费者到底可以接受减少多大量的酸奶或巧克力奶。结果发现，即使减少三成，消费者的嗜好也并不会发生改变。当然这种结果也与消费者的消费环境有关系。不过，我们也希望食品行业的各个企业能够逐渐地将降低糖类的工艺导入食品加工的过程中，而我们普通人则可以尝试在"加糖"时一点点地减少用量。

另外还有一个照例要说的就是，**尽可能地避免让糖类食品方便拿取，而且最好缩小每次拿取的大小和数量**。家里至少不能囤放甜零食、果汁等。厨房、客厅或书桌上等很显眼、很方便拿取的地方不能放这些零食。另外，一些糕点类零食可以从大袋子里拿出来分装在小盘子中，减少每次的摄入量。

不过，我们需要尤为注意的是，因为减少了含砂糖等糖类成分的食品，很可能会较多摄入一些多脂肪或多盐分的食物或甜食。这被称为**"补偿行为"**。

为了防止出现补偿行为，最关键的是在减糖时要一点点地、尽可能不影响自己的心情地减少。另外，较多摄入含砂糖的零食点心或饮料的人要特意地设置"障碍"，让自己不方便获得该食物，多尝试去减少这些食品的摄入。

酒：适量饮酒有益健康的说法是真的吗

"酒是百药之首""人喝酒不是酒喝人"，等等，在日本有很多关于酒的惯用语。甚至有人把酒比喻成英国著名小说《化身博士》中的"杰基尔和海德"——具有双重人格的主人公。酒精本身的双重身份也许是古今中外亘古不变的。

据有关研究推定，酒精与烟草、高血压并列为全球引发死亡和疾病的第七大杀手。2016年，全球因酒精致死的约有300万人，已经超过艾滋病、暴力、交通事故导致的死亡人数。这其中有四分之三是男性死者。2012年的统计数据显示，酒精与烟草和高血压并列为导致日本人死亡的第七大元凶。

•• 健康问答 ••

酒精摄入对预防疾病的效果很有限

食品与健康的关系有几种类型。有些食品是越吃越不健康，有些是成"J"字形转弯的关系，少量摄入会出现对健康有益的趋向（见图10）。

比如说添加糖类的饮料（加入砂糖或糖浆的普通果汁）与糖尿病，加工肉类与各种疾患的关系呈直线形，过多摄入此类食品的话，会出现患病率与死亡风险明显上升的趋势。简而言之，高质量的科学依据显示，此类食品与患病风险呈现直线形相关的趋势。

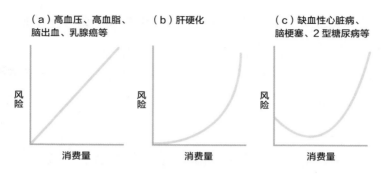

图 10　酒精消费与慢性病的风险

出处：日本厚生劳动省，e-health-net

　　一项针对发达国家中年男女的研究发现，在酒精与疾病的关系上，死亡与急性心肌梗死、脑卒中等心脑血管疾病之间呈现"J"字形转弯的关系。一项包含日本人在内的研究也认为，适量饮酒，死亡率会略微降低。所谓的"J"字形转弯，就是字面意思上食品与研究结果的关系成"J"字形。也就是说，比起完全不摄入酒精的人，稍稍摄入酒精的人死亡和患病的风险较低。"J"字形最下面呈弓形的区间风险较低。

　　因为多个国家都公开了此类研究结果，因此很早就出现了"适量饮酒有益健康"的说法。

　　值得注意的是，虽然酒精与患病风险的关系成"J"字形，但这并不等同于直接承认了少量饮酒有益健康的观点。而且这一观点也不适用于任何一种疾病。实际上日本厚生劳动省也公开认为高血压、脑出血、乳腺癌等疾病与酒精的关系成直线形相关。

　　另外，我们还要注意此类研究成果的解释说明。该成"J"字形转弯的函数并不能否认研究自身的局限性。

　　也就是说，完全不沾酒的人死亡率较高的原因可能是原本就出于其自身有某些健康问题而不能喝酒。因为原有疾病，所以该对象所在的被试组的死亡率就会变高。

因此人们认为，**不能喝酒的人和现在不喝酒的人没必要勉强自己喝酒**。所谓的"适量饮酒有益健康"的说法只在有限范围内成立。

日本厚生劳动省认定**"男性日均酒精摄入量为40克以上，女性为20克以上的话，会增加不良生活习惯引发的患病风险的升高"**。20克纯酒精量相当于**"一瓶500毫升的啤酒""一杯180毫升的日本清酒""一罐350毫升的酒精度7%的碳酸烧酒""一杯60毫升的双桶威士忌"**。但是没有人敢说饮到这个"适量"的程度就可以了。同日本厚生劳动省对适量饮酒的定义相同，也有人提出，在适量饮酒的设定标准上，女性的饮酒量最好能比男性的饮酒量稍微少一点。除了性别差异外，男性和女性的体质也各有不同，很难去判断哪种程度算是"适量"。另外要注意，这里所说的"适量"只针对没有健康问题的人。

不同种类的酒对健康的影响不同？

热衷饮酒的人应该注意哪些方面呢？包括酒的种类、下酒菜以及饮酒的方式等，每个人都有自己关心的点。虽然有些东西离成为科学依据还为时尚早，但我还是想向大家介绍目前已有的一些研究成果。

从现有的研究来看，不同的酒精种类对健康有不同影响的结论，并没有非常强有力的科学依据。如果你看到类似的饮酒建议，可以把它当作一个没有有力科学依据支撑的假说。

比如说，葡萄酒中含有一种叫作葡萄多酚的物质，它有抗氧化的功效，因此葡萄酒被认为能预防动脉硬化。理论上虽然可以这么说，但实际上现在并没有什么有力的科学依据证明葡萄酒能预防疾病的发作。

很多人担心啤酒中的嘌呤会损害健康也同样是还原主义式地看问题。与其他含酒精的饮料相比，啤酒的嘌呤成分确实比较高（但也没有鱼贝类或肉类中的含量高）。但是很多有痛风风险的人真正的问题在于酒精摄入量，而不是嘌呤。**某项针对日本人的研究发现，无论是常喝啤酒**

的被试组还是常喝日本清酒的被试组，在高尿酸血症的发病率上基本上相同，而且摄入量越多的人发病率越高。

因此，担心饮酒引发疾病的人应该注意酒的摄入量，而不是喝什么种类的酒。

交友与饮酒健康有关

美国有报告说明了饮酒量与交友关系密切相关的科学依据。虽然该科学依据并不充分，但可以从中看出，大量饮酒的人如果和亲朋好友等经常来往，戒酒的可能性会降低。

反过来，该报告也称，与不饮酒的人来往时，自己也倾向于不饮酒。可见，是否饮酒受到了亲朋好友的强烈影响。有意思的是，我们可以推测出如果一个人不是他的直接亲朋好友，而是第二层或第三层上的熟人（如他的朋友的母亲的堂弟），如果这个熟人饮酒量较大，那么他自己也会有大量饮酒的倾向。但如果是第四层上的关系（如他的朋友的母亲的堂弟的朋友），这个影响就会消失。当然，这只是一个研究，尚未确认科学依据，不过，**我们心里要清楚，"和谁共饮"可能会影响自己的饮酒量**。

酒类广告对饮酒量的影响

在我们的日常生活中，能在不知不觉间影响大家饮酒量的还有酒类广告。很多有关饮酒习惯的研究中，都有针对**酒类广告**的研究。

酒类广告有很多种，从电视广告、报纸广告、网站广告再到电影或电视剧中安插的广告（植入式广告，Product Placement）等，形形色色。日本的酒类广告一般是由当红艺人出境，花样很多，连我都时常看入迷。

这些广告在不知不觉中就进入了我们的视野，我们也会漫不经心地看下去。无法否认酒类广告会影响人们的饮酒量，以及它们会给饮酒初期的年轻人带来一定的影响。虽然销售酒类产品的公司出于社会公益，也会举办防止醉酒的活动，但是这些活动并没有任何效果，反而成了酒类公司和酒类品牌宣传自己的手段。

已经有研究报告称，年轻人对某些特定名酒的好印象和兴趣，与饮酒量之间存在关联。就限制广告与饮酒量是否减少的问题上，暂时还没有明确的科学依据。对于削弱广告对饮酒量的影响方面，还没有明确的措施。

在日本国内，酒类公司几乎没什么负面形象，人们对它们的好感度高。但是从海外来看，酒类公司的股票在人们眼中同烟草、博彩和军火公司的股票一样，被认为对健康有着巨大的负面影响，被指责为**"作孽股"**（Sin Stocks）。

在饮酒习惯上，我们要明白，一个人一旦嗜酒成瘾，单单靠自己的意志力是无法戒除的。

·· 方法落实 ··

1. 酒搭配什么食物可以吃出健康

在研究饮酒与疾病发病率的关系上有个问题比较含糊，那就是我们到底应该看饮酒的效果还是看和酒搭配摄入的食物或膳食生活整体的效果？这一点与其他食品相似。实际上也有着眼于这个问题的研究。

比如有报告称，**喜欢喝葡萄酒的人要比喜欢喝啤酒的人更喜欢吃蔬菜和水果，而且他们对红肉或油炸肉的摄入量较低，更倾向于吃健康食品**。还有一项研究是观察在超市买完葡萄酒的人和买完啤酒的人分别还会购买其他什么食品。结果发现，前者更倾向于购买橄榄油、蔬菜和水果、禽肉、食用油、低脂奶酪等，而后者会购买加工食品、砂糖、意大利腊肠、香肠、薯条、猪肉、黄油、人造黄油、羊肉、清凉饮料等。我们可以看出两者购买的和酒搭配的食物是不同的。

在判断饮酒好坏时要留心**"酒和什么东西搭配着吃"**。即使适量饮酒，也要避免不健康食品的摄入。无论喝什么东西，从一般膳食的营养均衡考虑，**最好能选择蔬菜、鱼肉、坚果、豆制品等我们常说的有益健康的东西**。虽然这种选择带来的效果在现阶段还没有实证支撑，但是喜欢喝酒的人可以大致地想想**哪些健康食物能和各种酒或饮料搭配着吃**。在行为科学上这被称为**"if-then"条件句**（如果面对某某情况，我会做某某行为）。有临时状况时，按照这种条件句的做法，就能很快地作出妥当的判断。而且，在超市买食材或在餐厅点菜时也能毫不犹豫地选择健康的食物。

2. 什么样的饮酒频率和饮酒方式比较好

就饮酒频率和每日饮酒量的平衡度是如何影响健康的问题也有相关研究。研究发现，每天一次性大量摄入酒精的人与少量多次摄入的人，两者的死亡率是不同的。

但是，现在还不能说强有力的科学依据已经齐备，不过我在下面将介绍几个这方面的研究成果。

有研究结果显示，不同的饮酒频率引起的死亡率是不同的。该研究中，饮酒频率低的人要比饮酒频率高的人死亡率高。但是，频繁饮酒的人（男性每周喝 20 次以上，女性喝 13 次以上）死亡率也高。研究指出，这类人一旦饮酒就有大量摄入的倾向，因此消化道的酒精浓度很高。

那么针对日本人的研究怎么样呢？有数据称，有饮酒习惯的日本男性中，有六成没有"肝休日"（不饮酒日），几乎每天都会喝酒。根据 2018 年的研究，**每周饮酒两次以上的人，其中如果每周有一到两天**

的"肝休日"，不管饮酒量的大小，癌症和脑血管疾病引发的死亡风险都会下降。而且，在该被试组中，除了"肝休日"外饮酒量较少的人，很多疾病引发的死亡风险也会降低。也就是说，不论饮酒量多少，设置"肝休日"都比较好，最理想的就是设置"肝休日"再加上减少饮酒量。

该论文认为，出现这一结果的原因是那些每天大量饮酒的人长期都被暴露在被称为乙醛的物质中，而这种物质会引起面色潮红和宿醉。这也成了患癌的原因。但是该论文也指出，酒没有问题，且"肝休日"较多的人基本上不是在自己的居所喝酒，因为是一个人居住的缘故，所以很可能在方便与他人交流的地方喝酒。可见，积极的社交关系与疾病和死亡率的减少也存在一定关联。

3. 调整饮酒量从"酒杯"的选用开始

本章最后一节，我要聊的内容可能会戳痛那些喜欢喝酒、喜欢酒宴以及平常就有喝酒习惯的人。这一节的内容虽然没有强有力的科学依据作支撑，但我还是想告诉嗜好饮酒的人和一不小心就喝醉、喝高的人，防止过量饮酒的最立竿见影的方法，就是在喝酒的酒杯上想对策。

如果想减少饮酒量，更换小号的酒杯就可以。某研究发现，把酒杯缩小 25%—30% 后，酒的消费量可以减少 20%—40%。

另外，最好能选**又细又高的酒杯**。有研究报告称，人们通常很关心杯子的高度，却很难注意杯子的宽度。又矮又胖的酒杯很容易让人错以为酒杯容量不大，没喝多少。这个误判不仅普通人会有，就算是那些常常调酒的酒保也容易犯。

实际上，一项针对酒保的研究也显示，如果让酒保把等量的酒倒入不同的酒杯中，比起倒入细长酒杯的酒量，倒入较宽的矮酒杯中的酒量平均要多出 26%。所以，想控制饮酒量，请务必试试细长的酒杯。

我自己酒量很差，所以对酒也不太了解，但是我所在的日本千叶县香取市是酒窖酒库较多的地方，甚至有些老牌酒库可以追溯到日本的江户时代。我自己非常喜欢那里的甜料酒。而且我炒菜煮饭时一定要加点酒。从这些方面来看，虽然我不喝酒，但在生活中还是常常要与酒打交道的。我希望日本的"酒"的传统能以这种文化的形式保存下去。

所以，我们在与酒打交道时都要把握好平衡度，这种把握的方式也包括不饮酒。同时我们也要从人际来往的角度给予那些容易受到酒类消极影响的人以支持。希望大家读完本章能重新审视自己、家人、对自己重要的人与酒的关系和对待酒的做法。

营养品：本以为是补品，却成了毒药

现在有很多药店、便利店和超市的店头都摆起了各种各样的营养补品。**膳食营养品如字面意思一样，通过膳食"补充"人体缺少的营养。有胶囊装、粉末颗粒装、液体装或条块装等，包装形式各有不同。**全球营养品市场超过了 1 232 亿美元（约 9 000 亿人民币），日本市场也有 1 兆 3 729 亿日元（约 675 亿人民币）（2022 年）。虽然营养品行业有略微的起伏，但是无论是美国还是日本，营养品市场都在不断扩大，今后也会持续扩大。

营养品行业不断打出"强身健体""减肥""强化骨骼"甚至"预防疾病""抗衰老"的口号，向消费者宣称营养品是解决健康问题的捷径。这些行为强化了我们的健康意识，确实值得鼓励，但是摄入营养品真的是有益健康的良方吗？

食用 β - 胡萝卜素营养品会增加死亡率？

1990 年出现了一个让营养学家和癌症研究人员大为震惊的实验结果。该结果是有关于 β - 胡萝卜素营养品的临床试验。**β - 胡萝卜素是黄绿色蔬菜中的一种成分**。在日本，β - 胡萝卜素被认为有预防癌症和心血管疾病的功效，常常被包装为营养液或健康饮品等不同形式进行销售，并宣称其是"能喝的黄绿色蔬菜"。相信现在还有人记得这些广告。

我在这里介绍一例有关检验 β - 胡萝卜素营养品对健康效果的研究。**该研究发现，让抽烟者等特殊被试组人员吃 β - 胡萝卜素营养品后，肺炎的发病率和死亡率增加了**。同时并没有发现它对包括癌症在内各种重症疾病有什么积极的效果。有研究把该研究的结果和其他多项研究的科学依据整合分析后发现，经常服用 β - 胡萝卜素反而会增加患肺癌、胃癌的风险。

原本为了健康着想而服用的补品，不仅没有效果，甚至还有可能增加癌症的发病率和死亡率，这个结论在当时引起了轩然大波，以至于这成了营养补品话题中避无可避的问题。

即使没有什么危害，也看不出它们对健康有什么积极效果，那么摄入营养品便没有太大意义了。如果有人被医生诊断出缺铁或缺维生素 D，处方中开出了营养品，我认为应该按照处方来补充营养。但是我不建议大家靠感觉或含糊不清的原因来随意地摄入营养品。在不依靠专家判断自行补充营养品方面，目前还不能看到长期服用后有什么有益健康的效果。

比如说患缺铁性贫血时补充铁元素的营养品是有效果的。但是有美国的研究报告称，长期服用铁元素营养品的人死亡率比较高。总之，在涉及营养品的研究上，因其本身的双重矛盾性，致使很难做出科学的阐释和结论。因此我们要知道，无论是具有什么营养价值的补品，专家的判断都是必不可少的（也有例外，之后会说明）。

为什么未被证实健康的营养品还如此畅销

在现阶段，在有关营养品与健康和预防疾病的问题上，除了少数营养品外，大部分都没有有力的科学依据。所以这里**最想推荐的是健康无疾患的人（除了孕妇或疗养的人以外）首先要从膳食中汲取必要的营养素，这是基本原则中的核心**。在美国一项以大约 3 万人为研究对象的研究中，并没有出现因为摄入营养品而死亡率下降的情况。该研究虽然表明维生素 A 和维生素 K 以及锌的适量摄入可能会降低患病风险，但是并没有看出营养补品的摄入有这种功效。但是有报告称，从膳食中摄入营养越丰富的人死亡率就越低。因此，就像该研究所显示的一样，我们最好不要靠营养品去解决营养不足的问题，而是尽可能地从丰富的膳食中摄入营养，保持健康。

尽管有关长期服用营养品的效果缺乏科学依据，但是营养品依然畅销无阻，且市场规模不断扩大。这究竟是为什么呢？我个人觉得有以下两个原因。

营养品畅销的原因①：高明宣传手段的效果

在日本，我们可以看到某些新闻节目，以及面向高龄老人的栏目中，营养品广告接二连三地不断出现，连报纸内页中也夹放着这类广告传单。每次我回老家时就发现很多写给我的姥姥姥爷或父母的直销信件，也不知道这些广告商是从哪里获得地址的。

广告相关的法律中对有暗示效果的文字的措辞有严格的限制，但是包括营养品在内的很多健康食品的宣传都能高明地避开相关法规，设置很多能激起消费者购买欲的心理机关。

比如有的广告宣传会说"在使用这个营养品的实验中某某得到明显改善"，以此来宣传自己产品的效果，甚至还有的用表格或图形来告知实验结果，说明相关论文的结论，等等。

就像本书中反复说明的那样，一项实验要想被确定为科学研究，至少要达到包括科学伦理上的认可、多个审稿人的承认等一些最基本的标准。广告宣传上常见的一些数据是不是经过严谨的实验得出的，我们无从得知。另外，有些广告中还列举了实验论文的数据信息，但这些实验论文很多时候是商业性质的（花钱登刊），或是其科学性值得怀疑的。再加上普通人未受到科学实验的训练，没有敏锐的科学眼光，很难看穿这些伎俩。不得不说，营养品的营销手段太过高明了。

我们暂且先假设营养品行业对其宣传的东西事先进行了遵循科学方法的研究。但是日本把营养品当作食品对待，因此无法要求它们像销售医药品一样对实验有高要求。日本消费者厅所管理的"特定保健用食品"和"营养机能食品"中的营养品也在商店有售，但是这些属于食品。我们要注意的是，营养品的有效性和安全性的认证过程与医药品是不同的。虽然从医学科学的角度来看，很多营养品的科学依据还不成熟，但是相关企业还是打着"特定保健用食品"的旗号，在媒体上传播"有促进健康的效果"，并在便利店和药店以及网上销售。

他们还有很多宣传花样。比如说：

» 宣传的信息有医生或者政府机构为其背书（为增加信赖度）。

» 明星艺人说使用经验（增加说服力，让消费者尽快掏钱。利用名人效应，树立广告产品的积极形象，助推购买）。

» 宣称"半价截止到明天"，设置期限，让消费者有"马上购买就是赚到了"的感觉（为了制造购买的契机）。

» 展示健康食品销售排行榜的排名，展示该产品有多么畅销（利用从众心理，激起消费者购买欲）。

　　» 强调定期购买的优惠度（买过或服用过后就成了默认模式，停手不买的话很麻烦）。

　　这些利用广告学、行为科学、行为经济学的手段真是花样百出，让人防不胜防。

营养品畅销的原因②：戳中软肋

　　除了广告以外，营养品本身就会戳到那些追求用又快又简单的方法获得健康的人的软肋。

　　我在本书第 1 章中讲过，**人是一种思想和行为发生冲突后会产生压力的生物（认知失调）**。比如说，当一个人认为自己必须吃营养均衡的膳食，但他在生活中没有吃到，就会感到不舒服，这时候他就会试图改变自己以往的认知（有意识地让自己接受即使没吃营养均衡的膳食，健康也没受到影响，自己的父母小时候也挑食，也活得很好，所以没关系）或者是试图改变自己的行为习惯（开始吃营养均衡的膳食）。

　　就连营养品本身都让人觉得"单靠营养品就能简单迅速地促进自身健康"，所以无论是对于"没有吃营养均衡的膳食"的人，还是对"要吃营养均衡的膳食"的人，营养品本身都能精准地抓住想要获得健康的人的心理。当然，我们要知道，单靠营养品就能保证膳食的营养均衡根本不存在，而且，定期购买和摄入营养品一旦变成一个人的"默认状态"，那么很快他就会下意识地长期服用这种营养品了。

　　所以，我的推测是，尽管缺乏有力的科学依据，但营养品的简单便捷，人们对营养品的健康效果深信不疑，以及善于抓住人们软肋的广告的推波助澜，才是导致营养品一直畅销不衰、市场不断扩大的主要原因。

身体缺什么，就用营养品补什么？

我们有理由去关注营养品。有一点其实在本章前部分也反复提到过，那就是摄入营养品这件事本身受到了还原主义式思维的深刻影响。实际上，生活中存在很多东西，它们的逻辑是可以基于某些成分性的东西，借着利用营养素的理由，自诩为"缺什么补什么就是对身体好"。

需要我们注意的是，即使某种特定营养素在人体运行机制中表现良好（从生物化学的角度或理论概念上，并非实际的科学依据），这种情况与通过该营养补品摄入后人体出现的反应以及它与健康、疾病之间的关系（临床医学和公共卫生学层面的科学依据）也完全是两回事。

举个例子。"β-胡萝卜素有抗氧化的作用。抗氧化物质可能可以预防因氧化应激导致的肺癌，因此我们要吃含有 β-胡萝卜素的营养品"，这种思维方式就是典型的从生物化学角度出发的思维。实际上，确实有一段时间，市场基于这个逻辑出售含有 β-胡萝卜素、维生素 C 和维生素 E 的营养品。

但是，正如先前讲到的，后来有实验研究表明，含有 β-胡萝卜素的营养品不仅没有预防癌症的效果，反而会增加死亡率。现在市面上存在很多基于生物化学理论而宣称"某某营养品对某某情况有效"的营养品，但是从这个角度来看营养品和健康、疾病的关系是很不妥当的。

因为，真正的科学问题并非靠"身体缺什么，就用营养品补什么"之类的还原主义式逻辑就能轻易解决的。不知道大家是否清楚，靠从一些所谓的动物实验、让人惊掉下巴的低劣实验中得出的结论，然后把这些结论包装成值得向万人推广的科学依据，这些全都是广告伎俩、商业手段。

其实，除了营养品外，所有膳食也是一样，不能仅仅依靠生物化学层面的信息，而是要看实际摄入后出现的疾病和健康的关联，然后再去做出判断。

··方法落实··

1. 有没有喝了就有益健康的营养品呢

上面是有关营养品消极的一面。但是，根据每个人不同的身体状况和体质，营养品确实也有积极的一面。但是它是否有积极的作用不能由自己来判断。**我们要知道的是需要摄入营养品的人仅限于被医生或营养师建议摄入营养品的人，其他人除外。**

有一些特殊人群，比如说，对于备孕中或怀孕初期的女性，某些营养品对胎儿的神经系统等正常发育确实有积极的效果，因此需要她们积极摄入含有营养成分的叶酸。日本厚生劳动省也有类似的倡议和推荐。

除此以外，身体有某些特殊疾病的人或中老年人也可以考虑摄入一些营养品。比如说中老年人因为年龄，身体吸收营养的能力下降，可以考虑补充一些营养品。有研究发现，由于老年人对维生素 B_{12} 的吸收能力逐渐下降，因此他们可以通过医生处方中的维生素 B_{12} 来补充通过饮食而达不到的维生素吸收量，从而维持身体的营养均衡。这种可能性也不是没有，但是，当你对自己的身体感到焦虑或是感觉需要补充营养品时，首先要咨询医生和营养师。如果你正在服用专家建议的营养品，也不要突然罢手。另外，如果你除了吃处方药以外，还想服用额外的营养品，必须要告知医生自己服用的营养品的相关信息。

2. 健康的人应通过膳食补充营养

如果当初你觉得还没必要专门找医生或营养师咨询，自己就买了营养品，还一直在服用，那你应该怎么办呢？

首先你要考虑营养品的三种可能性：①营养品与药品不同，可能在安全性和有效性上没有遵循严格的审批过程就流入了市场；②虽然你想通过营养品补充营养素，但是可能从结果上来看，它们并不能预

150

百岁培养计划

防疾病或促进健康；③营养品甚至可能引发其他疾病。你不妨考虑用膳食代替营养品。

大家应该明白的是：如果一个人在营养素上担忧过度，从"吃东西"获得营养素变成直接"摄入营养素"，只追求高效率，其实未必能真正地促进自身健康。这确实是与人们服用营养品的初衷背道而驰的。这个道理不只适用营养品，也适用整个膳食体系。我们每一个人都不得不从内心真正地重视何为食物，何谓膳食，不得不对膳食内涵的幽深和食物本身抱持敬畏之心。除了生病或身体有特殊情况的人以外，希望我们能在享受美食之余再来考虑营养品，希望我们能逐步达到只通过膳食就可保持自己健康的每一天。

盐：从世界范围来看你的食用盐摄入量多吗

•• 健康问答 ••

烹饪中的必备品——盐的历史

据称，在日本，过度摄入食用盐在导致人死亡率升高的主要原因排行榜上位居第六名，属于"食品杀手"中的第一名。过度摄入盐分排在"杀手排行榜"上前列的不只是日本，从全球范围来看也是一样。作为众多菜肴中不可缺少的成分，我们必须谨慎地与盐打交道。

在日本人的膳食生活中，像味噌、腌菜和梅干等，人们一直以来认为的这些有益健康的传统食物中均含有较多盐分。当你吃鱼肉或纳豆等一些健康食品时，经常也会放酱油或一些含有盐分的配料一起吃。还有很多日本人频繁食用的拉面和咖喱饭等人气家常饮食中也含有较多盐分。日本人的膳食生活与盐密切相关，我们甚至需要以战略性的眼光来思考如何对待生活中的盐分摄入。

随着科学界对盐越来越多的了解，人们对食物中的盐分也越来越担忧，盐分摄入的标准也一年比一年严格。很长一段时间以来，日本人的盐分摄入是成人每天 10 克以下。2005 年，女性的盐分摄入量建议在每天 8 克以下，因为过多的盐分摄入容易让女性在血压方面受到影响。到了 2020 年后，**男性被建议每天摄入 7.5 克以下，女性为 6.5 克以下，摄入标准进一步收紧。而且，世界卫生组织的标准更严格，建议每天摄入 5 克。**

日本人的食用盐摄入究竟是什么样的状况呢？

据近期的调查报告称，**日本男性食用盐平均摄入量是每日 11 克，女性是 9.3 克。**与上面建议的标准相比，男女都超过了摄入量。虽然这 10 年间有减少的倾向，但是离建议的摄入量相比还有一段距离。

盐，原本是日本人从古代就开始摄入的食品（不过，当时的摄入量在一天 0.5 克以下，而且应该没有长时间过多摄入的情况）。大约是 5 000 年前，中国人发现盐有助于食物、食材的保存，于是盐开始被当作冬季食物的保鲜剂。之后，盐作为一种贸易交易品，无论在社会层面还是经济层面都扮演了重要角色。据说盐的摄入量的巅峰时期是在 1870 年左右（每天 9—12 克）。后来，因为冰箱和冷库的普及，盐作为保鲜剂的角色逐渐淡化，人们的摄入量才逐渐下降，但现如今，因为加工食品市场进一步扩大，很多人盐分的摄入量基本与 19 世纪 70 年代差不多。

•• 方法落实 ••

1. 注意加工食品中的盐分

一直以来盐是我们生活中不可或缺的调味品，但是过量摄入盐分给健康带来的负面影响也让人头疼不已。因为盐会使血压升高。除此以外还可能会增加慢性肾脏病、心脏病或脑卒中的风险。还有报告称，过量盐分摄入还与骨质疏松、胃癌有关联。

为预防过度摄入盐分，**首先我们需要掌握自己目前的盐分摄入量**。是在推荐标准之内？还是稍微超出标准？还是超过标准很多？如果你是负责煮饭炒菜的人，你就要知道 1 克盐大约是多少，自己每天吃多少含盐的食品，再在此基础上来估计自己平常摄入多少盐分。

如果每天吃的食物中大多数是速食或熟食，一般食品包装上有含盐量，可以以含盐量较多的食物来推定自己的摄入量。有的含盐量是用含钠量来表示的，可以上网进行简单换算 [计算公式是：相当于食用盐的量（克）= 钠含量（毫克）×2.54÷1 000]。另外，因为不同的饭店用盐量也不同，所以常在外面吃饭的人不好把握自己的摄入量。这时候，我们可以上网搜索自己吃过的菜肴，通常这种方式也能知道此类菜的放盐量，基本可以推算出自己的摄入量。

表 6 和表 7 展示的是两项调查研究的结果，显示的是日本人所吃食品中含盐量较多的食品排行榜。第一项是针对 40 岁到 59 岁的男女的调查结果，第二项是日本厚生劳动省关于国民健康和营养的调查。因为两项调查的调查方法和食品的分类法不同，所以列出了两个排行榜。

如果这两个排行榜中有你常吃的食物，那其很有可能是含盐量较多的食物。要注意饭菜的口味调淡，减少用量和食用频率。

表 6　Intermap Study 所调查的日本人在不同食物中的食盐摄入量（40—59 岁）

食品名称	每人每天平均摄入该食物中食盐量的平均值（克）	该食物中的含盐量在膳食整体中的比例（％）
酱　油	0.932	20
腌　菜	0.458	9.8

（续表）

食品名称	每天平均摄入该食物中食盐量的平均值（克）	该食物中的含盐量在膳食整体中的比例（%）
味噌汤	0.450	9.7
鱼肉（新鲜鱼肉或加盐调味的鱼肉）	0.433	9.5
食用盐（在餐厅、快餐店或家里吃饭时另外追加的盐）	0.411	9.5
味噌汤以外的料汁（包括日本荞麦面等荞麦类的酱汁）	0.311	6.7
面包或面食	0.215	4.6
酱油以外的酱汁等调味料	0.203	4.4
用鱼肉等制成的肉泥（鱼糕或炸鱼肉饼等）	0.131	2.8
加工肉（火腿肠、腊肠、培根肉等）	0.103	2.2

出处：：Anderson CAM, et al. Dietary sources of sodium in China, Japan, the United Kingdom, and the United States, women and men aged 40 to 59 years: the INTERMAP study. J Am Diet Assoc. 2010;110(5):736-45.

第一项调查（见表6）是对不同地区和不同行业、岗位的人的采访与尿检的结果。第二项调查（见表7）是调查人员探访中日不同家庭获得的结果。有些含盐量较多的东西（如：酱油）不是按食品而是按调味料来排位的。

第二项调查主要针对的是食品。直观地看，第一项调查的对象较为丰富，变化多样。第二项调查主要以日本的和食为中心，很多属于家常菜，而不是饭店或饭馆的。第二项调查是针对中日不同家庭在日常的膳食生活的调查，其内容自然与平常在家的人吃的东西差不多。

可能我们会比较吃惊——"日本人盐分摄入较多的食品排行榜"也是同类型的调查，不同的调查对象居然差距如此大。我们可以按这

表 7　国民健康、营养调查的食盐摄入排行榜

排行	食品名称	每天平均摄入该食品中食盐量的平均值（克）	排行	食品名称	每天平均摄入该食品中食盐量的平均值（克）
1	杯　面	5.5	11	腌萝卜	0.9
2	方便面	5.4	12	面　包	0.9
3	梅　干	1.8	13	咸鳕鱼子	0.9
4	腌芥菜	1.2	14	咸海带	0.8
5	腌黄瓜	1.2	15	腌芜菁	0.8
6	芥末鳕鱼籽	1.1	16	福神渍酱菜	0.8
7	盐鲭鱼	1.1	17	韩国泡菜	0.7
8	腌白菜	1.0	18	叉烧肉	0.7
9	竹荚鱼干	1.0	19	腌海带丝	0.7
10	腌鲑鱼子	0.9	20	炸鱼肉饼	0.7

出处：医药基盘、健康、营养研究所，日本人从什么食品种摄入食盐——基于国民健康、营养调查摄入实际状况进行分析。

三种排行榜看看自己平常吃的食物中是不是大部分都是在排行榜的前几位。如果是，那就要有意识地去调节。

盐分摄入中需要尤为注意的就是加工食品。发达国家的人摄入的过多盐分有 70%—80% 以上都是来自三明治、比萨、汤汁等加工食品，而不是人在煮饭炒菜时添加的。像味噌汤和酱油等明显盐分较多的调味品，我们平时做饭会注意用量，但是换成面包或面粉等盐含量基本很难感觉出来的食物、食材，平常可能不会有控制用量的意识。

但是因为这些东西也在上述第一项调查排行榜上，因此平时经常吃加工食品的人也要多注意，应该选择含盐量较少的食品。

另一个我们还必须尤为注意的是便利店的**熟食和预制菜**。本节的

目的不是指责哪家便利店，这里就不提名字了。比如说某个大型连锁便利店售卖的鳕鱼子饭团，每个饭团的钠含量有 510 毫克（食品成分表中有标明）。510 毫克钠换算后就是 1.30 克盐，甚至有些饭团的钠含量几乎达到 800 毫克，也就是含盐量超过了 2 克。如果按日本厚生劳动省的标准来看，吃两个这样的饭团就已经摄入了每天摄入标准盐分的一半以上了。如果再加上配菜，浇上些味噌汤，那么一顿饭的量就已经到达每日盐分摄入标准的上限了。这一点需要大家心里有数。

2. 如何减少盐分摄入

很多人觉得有高血压方面疾病的人必须好好听医生和营养师的话，减少盐分摄入。确实如此，但是如果一日三餐突然被减少盐分，嘴巴无滋无味，吃东西味同嚼蜡，不免会让很多人对"少盐"的行动感到厌烦。

值得我们高兴的是，如果一点点地减少盐的摄入量（每年减少10%—20%），人的舌头是感觉不出来的。因此，一点点地减少盐分摄入、逐步接近目标值的战略也是行得通的。

英国从 2003 年开始了由政府主导，食品行业和学术界联合进行的减盐措施。比如说，英国推算出 2000 年左右，英国人的盐分平均摄入量的 17%（大约每天 1 克）是从面包中摄入的，于是食品行业努力用很长一段时间去阶段性地减少面包中的盐分含量。研究人员提出了一个食品行业愿意接受的减盐方案。经过 10 年时间，英国成功将七成面包中的盐含量减少了 20%。除此以外，他们还在包括番茄酱在内的 85 种食品上实行了类似的举措。

这些举措也取得了可喜的成果。2003 年到 2011 年的调查发现，英国人的食盐摄入量减少了 15%（1.4 克 / 日）。**从这个成果可以推测出心脏方面的疾病和脑卒中减少了大约四成左右**。受到这一成果的鼓励，澳大利亚和新西兰也开始推行**"逐步减少各类食品中的盐分含量"**的举措了。

这一战略巧妙利用了"人的舌头感觉不到盐分一点点地减少"这一现象，是政府、企业、学术界团结协作、共同实践的成果。我们可以利用这一点，主动减少盐分摄入。其中逐步地、阶段性地减盐是最关键的。

除了这种方法外，还可以用其他矿物质去代替食盐中的钠成分，也就是用"食盐替身"。2021 年有研究报告称，食盐替身很有可能在减盐的过程中被广泛应用。中国的一项大规模研究是以曾有过脑卒中的人和高血压的中老年人为对象的，研究人员用食盐替身，置换了研究对象摄入的普通食用盐的 25% 的钠成分，并坚持了 5 年时间。然后研究人员将该被试组与依然摄入普通食用盐的被试组做对比发现，前者在死亡率、脑卒中和心脑血管疾病上的发病率下降了。

另外，还有一个我们常常提到的获得食品的便利度对该食品的消费量有很大影响的问题，在盐分摄入上也同样存在。**如果你经常把盐罐子摆在餐桌上，一定要下决心把它撤走。**吃饭想加盐时必须站起来去拿，增加了一道手续可能会减少你的盐分摄入量。有研究称，盐分摄入也与装盐容器的大小、出料孔数量和大小有关系。

确实有实验结果表明，减少出料孔后，即使不控制撒盐次数和时间，盐分的摄入量也会减少。日本也有出售这种专门减盐用的小盐瓶，如果你不方便拿走盐罐，不如试试这种容器，也算是建立一个减盐的"氛围"吧。

我因为在预产期出现了孕期高血压，所以在产前和产后都做了非常严格的控盐。当时，我不愿意为了减少盐分摄入放弃自己喜欢的食物，所以我选择不去改变自己的食物种类，而是做了盐分调整。

具体来说，吃饭时桌子上摆好几种菜时，平常这些菜中有些需要浇点酱油或调味汁。假如早餐有煎鸡蛋、炒蔬菜、味噌汤和海苔等，以前吃的时候我会在煎鸡蛋上浇上酱油，在沙拉上撒上调料汁后才开动，这是在餐桌上补充盐分的基本环节，但现在我在某一种菜加调味料后，就不在其他饭菜上添加什么调味料了。比如说煎鸡蛋浇点酱油后，蔬菜沙拉可以生吃或是蘸着煎鸡蛋剩下的酱油吃。

除了这个方法以外，为了减少盐分摄入，**我在孕期给自己设定了新的"默认模式"，彻底地将减盐执行到底**。虽然家里已经在减少盐分摄入了，但为了进一步减盐，我用半碗味噌汤，加上半碗热水稀释，或是吃喜欢的纳豆时，只用半包酱汁，等等。我们可以自己决定减盐的方法。

据称，味噌汤平均含盐量是一杯约 1.2 克。味噌汤原本就比较淡，稀释后的含盐量就变成了一半（0.6 克），如果分三次吃完的话就减少了 1.8 克的盐摄入。

减少食用味噌汤的次数也是减盐的一种方法。因为我每顿饭都想吃料汁，于是每次吃饭时我都很注意减盐。是减少次数还是减少每顿的摄入量，要看你个人膳食生活的风格，这也许是减盐能长期坚持下去的窍门吧。产后我血压恢复正常了，但是减盐已经形成习惯，对减盐也没有抵触感，所以我产后也继续按这个方法吃饭。

另外，在烹饪方法上也可以下点儿功夫。比如说我们可以灵活使用高汤、柠檬（柑橘类）、大蒜和生姜之类的佐料，即使盐撒少了，也能靠香味取胜。尤其是日本料理中少不了的海带、香菇和鲣鱼干。一个减盐膳食的实验发现，使用这些提鲜物的料理不仅在味道上能保持原样，而且还能达到平均 35% 以上的减盐效果。不过，有些简单方便的颗粒状高汤中含盐量较高，使用的时候要留心。日本有这些能促进减盐的高汤文化，也有种类丰富的佐料（胡椒、芥末、紫苏、辣椒、生姜、小葱等），用这些自然佐料既能保留原有的料理味道，又能达到减盐少盐的效果，我们不妨多多利用起来。

从容器下手也是一种减盐的方法。一项在英国进行的小规模实验发现，**如果把盐瓶的出料孔从 17 个减少到 5 个，就有可能平均减少 30% 的摄入量。**日本也有一些酱油壶，不按一下就不出料，还有的是喷洒式的。研究发现，与普通的酱油壶相比，这类酱油壶在酱油的用量和摄入量上更少，其中喷洒式最少，按压式次之。虽然这些有关食盐和酱油的实验均是小规模的，结论还需要进一步深入研究，但改变容器的形状对减盐有效已经毋庸置疑。

常在外面吃饭或是买预制菜或熟食的人，用餐时最好不要把汤汁全部喝完，如果是某些饭店的老顾客，不妨告知饭店自己想减盐、少盐，也可以达到减盐的目的。另外，自助的酱汁或酱油等调味料也要注意减少使用。还有我们要大致了解一下哪些料理中的盐分较多，比如说日式醋饭或意大利面，即使没有加盐，但在制作过程中已经加入了含盐食材等。

即使在摄入食盐上，我们也不能用还原主义思维，只盯着食盐和某些特定疾病之间的关系，而应该从"森林"全貌上观察自己平时是用什么样的料理去怎么搭配起来吃的。在此基础上，要注意膳食的营养均衡，从食物的摄入量和摄入频度上减少食盐摄入，让自己对"一日三餐"都能长期保持愉悦积极的心态。

另外，本书也多次提到过，虽然我们自以为每天入口的食物是自己主动选择的，但是这背后其实有社会环境带来的潜在的莫大影响。食盐也不例外，无论减盐能否成功，都与国家和地方政策的实施效果有很大关联。现在日本有不少地方实施了很多包括与当地餐厅联合定制菜谱菜单、开发减盐厨具（如改变出料量的酱油壶）等一系列的减盐措施。这些外部举措也为我们每个人创造出了容易减盐的社会环境。

我认为，正是因为食盐是几乎每道菜肴都不可或缺的调味品，所以我们才要建立适合自己的减盐和适量盐分摄入的基准，只有正确地把握该标准，才能真正地享受美味佳肴。

上述有关膳食的内容都是基于科学依据来展开的，本节所说的专栏（并非专家意见的科学依据，尚处于假说阶段）是我特别想告诉大家的。

我因为工作关系，有较多机会去迎接和招待包括来自哈佛大学在内的公共卫生领域的专家、权威。在这个过程中，我发现专家们对日本的膳食文化非常震惊。令他们震惊的不仅仅是日本拥有健康丰富的食物，也不仅仅是食物本身，更是传统的日本膳食文化所提供的餐桌环境以及伴随该环境的行为风格。

比如说，**日本有很多家庭有在斋菜料理或日本料理中使用的小碟子盛少量饭菜的做法**。而且，也有很多日本人养成了这种习惯。比如说把各种蔬菜和食物夹到小盘或小碟子中吃，把酒倒到小瓷酒盅里喝，等等。反过来，美国人盛饭是用大盘子，而且盘子的尺寸年年都在变大，分量也越来越大，喝酒是用大玻璃杯盛满。日本和美国在吃饭风格上一比较，差距显而易见。

另外，日本的便当也备受专家教授们关注。我记得自己在美国工作期间，身边的很多同事解决三餐的形式是靠花生酱、草莓果酱抹的面包再加一个苹果，或是放了很多肉的凉拌菜。而且，即使我想自己做便当，美国也只有那种特百惠的便当盒，尺寸很大却没有隔板，盛饭非常不方便。当时我特别怀念日本那种有分格的，用起来非常顺手的便当盒。不过现在美国有 BentoBox 便当盒，种类丰富，很受欢迎。可见，就连普通一顿午饭，也能明显感觉出美日两国对食物态度的不同。

用哈佛大学顾问、行为经济学领域的权威之一河内一郎（イチローカワチ）教授的话来说就是：**便当盒从行为经济学领域来看是改变行为的非常高明巧妙的工具，被称为"选择建筑学、选择架构"（Choice**

Architecture），这种巧妙的构造用多个小隔间促使人把不同食材分别放在不同的隔间内，**从而让人顺利地获得丰富的食物，而且不会偏食或是吃撑**。

有研究报告认为，在食物摄入行为上，**选择架构**能有效地改变吃饭的行为，养成少量均衡的吃饭习惯。实际上确实有声音说便当盒的结构能够对吃什么、吃多少产生影响。就目前我掌握的研究结果来看，靠改变便当盒结构去提高膳食质量和改变对膳食的态度暂时还没有强有力的科学依据。

另外，还有一个尚处于假说阶段的观点是，日常生活中的智慧给我们带来的灵感和启发是一笔珍贵的财富。当我招待来日本考察的美国公共卫生领域专家组成的教授团时，我发现他们面对日本丰富的食材、高超的料理技能以及包括我在内的一般日本人都习以为常的一些细腻周至的膳食方法时，赞叹之声不绝于耳。每每看到他们感叹的表情，我就由衷地希望日本的膳食文化能长久地保留传承下去。

小 结

第4章

☞ 以前的问题是日本或欧美国家因为食物短缺等问题出现饿死人的情况。但是，现如今，在发达国家因为吃不上饭而死亡的人数在逐步减少，反而因为"能吃饭"而造成的问题在逐年增加。实际上，在死亡原因上，因食物而死亡的人数仅次于因吸烟而死亡的人数，位居死亡原因第二位。

☞ 从公共卫生学的角度讲，去改变一个人的膳食行为习惯是非常困难的。

☞ 在膳食的观念上：①摆脱"吃一丁点儿又不会得病"的老观念；②从预防某种特定疾病的老观念转换为对健康整体的思考：重新思考自我膳食的目的；③尤其要避免在膳食话题中经常掉入"证据的跳跃"性的圈套。

谷 物

☞ 全谷物的摄入与各种疾病都有关系，有益健康，对预防疾病有帮助。这里的所说的全谷物主要是指大麦和小麦，但要注意谷物的种类多种多样，不只有这两种。目前还没有以日本人为对象，研究包括糙米在内的全谷物的摄入与死亡率和发病率之间关系的大规模调查。另一方面，有关精加工的谷物能增加死亡率和患病风险的研究证据尚不充分。

☞ 在精米摄入上，精米吃得越多的人患糖尿病的风险就越高。亚洲人也符合这个趋势。另一方面，没有研究承认精米与除糖尿病以外的其他疾病之间的关联性。也有报告称长期吃精米的人死亡率较低。

☞ 根据对具体成分的考察研究发现，糙米、精米和其他谷物各自有优点也有缺点。

蔬菜与水果

☞ 我们在考虑膳食和健康时，切勿陷入只关注营养素、食物（食品）等单个元素的还原主义的圈套，最重要的是膳食方法（包括烹饪方法和膳食环境）。

☞ 增加一个人蔬菜和水果的摄入量是非常困难的，原因之一就是"社会经济的状况和环境"对生活习惯的影响很大。

☞ 摄入多大量的蔬菜能促进健康的科学依据还不成熟。在餐桌上摆上多类蔬菜，讲究装盘摆盘、菜谱和餐具，可以让人更积极地摄入蔬菜。想让孩子多吃蔬菜，可以让他学着自己种蔬菜，了解相关的蔬菜知识，等等。

有机食品

☞ 由于研究上的限制，现在以人为对象长期进行的高质量医学研究所得出的证据尚不充分。

☞ 在有机食品上，我们要考虑：①食品中没有残留农药等大自然原本没有的成分，如果有这种人工成分，它对健康有什么影响；②因对农药、抗生素或转基因技术的限制而出现的细菌、霉菌等问题以及其对健康的影响；③从营养学上看有机食品是否有益健康。但是有关这三个问题，从长期对人健康的影响或效果上还没有很清晰明确的研究成果。

☞ 在有机食品摄入问题上，不仅要从人体健康的角度出发，还要考虑到自然环境和生产者。食品价格和入手方便度等决定了生活中食品的优先顺序，可以把一些容易残留农药的食品换成有机食品，或是将部分有机食品引入自己的餐桌，让有机食品融入到自我价值观和自我生活方式中。

☞ "有机"一词很容易影响人的感觉，食物一旦贴上了"有机"标签，人们对它的味道、进食的量以及对该食物本身的价值判断都会受到影响。我们要注意"有机"一词的影响。

鱼与肉类

☞ 从还原主义的角度以及食肉较多的膳食生活的研究发现，红肉和加工肉的摄入会增加很多疾病的患病风险。

☞ 我们不能只盯着肉类的摄入，而是要注意到膳食生活的整体健康。当我们想减少红肉和加工肉，又不想减少蛋白质的摄入时，可以考虑禽肉、鱼类和蛋类等动物性蛋白质，也可以考虑豆腐、谷物和坚果类等植物性的蛋白质。

☞ 为了减少肉类摄入，改用其替代品，我们需要掌握肉类知识，对肉食食物重新认识，把肉的替代品设成默认模式，但是有关这方面的科学依据还不充分。

☞ 在肉类食物旁边点缀一些生菜、欧芹等绿叶蔬菜，会让人误以为该肉类食物的热量（即卡路里）比较低。

☞ 在蛋类食品方面，有研究结果称摄入蛋类可能会增加患病风险，但是有关日本人及其他亚洲人在蛋类摄入方面的相关科学依据还不明确。重要的是好好考虑如何摄入蛋类和搭配哪些食物。

乳制品

☞ 并非只要摄入乳制品，就能促进骨骼的结实度。从预防疾病的观点来看，长期摄入蛋类的人，有的疾病患病风险高，有的患病风险低。我们要留心仅靠钙成分是无法说明牛奶或乳制品与健康的关系的。

☞ 如果你有意识地想补钙，除了乳制品外还有很多其他食物（食材）。虾米、小鱼干、小沙丁鱼干、小银鱼干、鱼干、海苔、羊栖菜、裙带菜、海带、绿紫苏等海藻类、小松菜、萝卜、芜菁叶、绿芽菜、罗勒、欧芹等绿叶蔬菜，豆腐、纳豆、油豆腐等豆制品或豆类也富含钙成分。

脂　肪

☞ 脂肪酸大致可以分为饱和脂肪酸与不饱和脂肪酸。较多摄入饱和脂肪酸的人要考虑用其他食品、食材去代替饱和脂肪酸，这一点很重要。一般来说，不饱和脂肪酸（来自鱼类或植物的油脂）对身体健康有益。

☞ 黄油或肉类会增加饱和脂肪酸的摄入，最好用其他食材去替代这种含有大量高饱和脂肪酸的食材。

☞ 椰子油受到媒体宣传进入了人们的视野。但是在现阶段还有很多问题不清楚。甚至有人指出椰子油对健康可能有负面影响。

☞ 我们要尤为注意人工反式脂肪酸，反式脂肪酸是不饱和脂肪酸在人工制作过程中产生的。含有反式脂肪酸的加工食品价格便宜，能长时间保存，使用方便，且口感较好。日本没有政府主导的反式脂肪酸的限制政策，目前只是食品公司自主性的规定。我们尤其需要注意。含有较多反式脂肪酸的食品具体来说有人造起酥油、涂脂（一种人造黄油，比普通人造黄油的油脂比例较少）、曲奇饼、馅饼、蛋糕等糕点类，零食、小吃等点心类，奶酪等西式点心，以及油炸食品等。

☞ 除了在家煮饭炒菜的人以外，很少有人清楚该用什么油，要用多少量。可以考虑多用反式脂肪酸较少的植物油。

糖

☞ 世界卫生组织公布了白糖等糖类摄入的最新指南。具体内容是世界卫生组织推荐一个人每天摄入的白糖等糖类应该控制在总热量（单位：卡路里）的 5% 以下，一般成人的上限是 2 汤勺的量（25 克左右）。

☞ 如果能够从谷物或蔬菜中摄入足够碳水化合物，就没有必要从食品中摄入人工添加的白糖等糖类了。摄入过多会导致、糖尿病和虫牙，甚至可能会引起更严重的疾病（心脏病等）。

☞ 在甜菊等人工甜味剂方面，现阶段还没有明确的有益健康的科学依据。

☞ 我们最好能把添加了糖类、人工甜味剂的食品摄入量压缩到最小，把膳食重点放在水果、蔬菜、谷物等食物上，依靠这些食物增加糖分的摄入。

☞ 为防止过度摄入糖分，要关注食品配料表。另外，日本的食品配料表是按照用量多少排列的，因此如果糖类处于列表前几位需要尤为注意。因为砂糖和糖浆添加入食品的情况比较多，因此我们要注意那些宣称自己是低脂肪低热量、看起来比较健康的食品、食材，如金平牛蒡等现成熟食、卤菜、炖菜还有梅干等。

☞ 有研究报告认为，在一定范围内逐步地减少砂糖，也是人体所容许的。

☞ 尽可能地让糖类食物远离自己能轻松拿取的范围，每次吃糖类食品时应注意减少糖类的量和糖块的大小。这一点很重要。

酒

☞ 酒类能预防疾病的效果非常有限。不能喝酒的人和没有喝酒习惯的人不需要勉强自己去喝酒。

☞ 所谓"不同的酒对健康的影响不同"的说法并没有有力的科学依据。

☞ 在喝酒是好是坏的判断上，需要注意"下酒菜"是什么。

即使喝"适量"的酒，还是要注意摄入那些可能不健康的食品。

☞ 酒类广告是在不知不觉间左右人们饮酒量的因素之一。我们要注意广告宣传对饮酒量和饮酒初期的影响，也要清楚在饮酒习惯上，仅仅靠自我意志力去戒酒是无济于事的。

☞ 减少饮酒量可以选择细长的酒杯。

营养品

☞ 现阶段，还比较缺乏长期服用营养品方面有关的科学依据。本以为健康的补品，有可能会变成毒药。要考虑营养品的几种可能性：①营养品与药品不同，可能在安全性和有效性上没有遵循严格的审批过程就流入了市场；②我们虽然想通过营养品补充营养素，但是可能从结果上来看这样并不能预防疾病或促进健康，甚至可能引发其他疾病。

☞ 我们可以考虑通过膳食来代替营养品，补充营养素。如果有健康问题或感觉自己有必要吃补品，首先要咨询医生和营养师。需要补充营养品的人（备孕或孕早期的女性等）的范围很窄，最好是让医生和营养师进行检查和膳食指导，再来决定要不要补充营养品。

盐

☞ 过度摄入食用盐在导致日本人死亡率升高的主要因素排行榜上位居第六名，属于食品杀手中的第一名。

☞ 日本相关机构建议，在食盐上，男性每人每天最好摄入 7.5

克以下，女性最好摄入 6.5 克以下。但是，实际上一个日本男性平均每天摄入量是 11.0 克，女性是 9.3 克。世界卫生组织的食盐摄入建议是每人每天摄入 5 克，标准更严格。

☞ 为预防过度摄入盐分，首先要清楚自己每天摄入多少盐分。在盐分摄入中尤为需要注意的是加工食品。像味噌汤和酱油之类明显盐分较多的调味品，我们平时做饭会注意用量，但是换成面包或面粉等盐含量很难感觉出来的食物、食材，平常可能不会有控制用量的意识。据称，发达国家的人摄入的盐分中有 70%—80% 都是来自三明治、比萨、汤汁等加工食品，而不是煮饭炒菜时添加的盐分。

☞ 日常生活中要有意识地一点点地减少盐分摄入。像使用出料孔数量较少的小盐瓶，或是利用高汤提鲜等，要在烹饪上多做研究，用轻松简单、不易察觉的方式减盐少盐。

方案 4

运　动

卧动平衡，
健康身体

只运动不算锻炼身体

（锻炼身体的意思）

锻炼是庆祝你的身体能够做到的事情，
而不是对你吃的东西的惩罚。

—— 佚名

一个人老了，
却没有看到他的身体所具有的美丽和力量，
这是一种耻辱。

—— 苏格拉底（古希腊哲学家）

•∙ 健康问答 ∙•

只运动不算锻炼身体

大家每天的活动量有多少呢？

在日本，**有运动习惯的人**（一次运动在 30 分钟以上，每周运动两次，能坚持一年以上的人）中，20 岁以上的男性约占 33.4%，女性约占 25.1%。从过去 10 年的数据来看，男性人数基本上保持不变，而女性人数却在减少。从性别及年龄来看，有运动习惯者在占比上，男性最低的是 40 岁到 49 岁期间（18.5%），女性最低的是 30 岁到 39 岁期间（9.4%）。

体力活动不足在害死日本人的元凶排行榜上位居第四。而且，从全球范围来看，有 9% 的死亡因素可以通过锻炼身体来消除（顺便说一下，死于乳腺癌的人数占死亡总人数的 10%，死于二型糖尿病的占 7%）。在科学技术和交通迅猛发展的现代社会，即使我们不像以前一样锻炼身体也依然能存活下去，但是我们要付出的是疾病和死亡的代价，这确实有点讽刺。

我们究竟是何时开始这么不爱锻炼身体的呢？

2019 年日本厚生劳动省的调查中列出多个阻碍人们养成运动习惯的因素，其中"（因家务活和育儿等）繁忙没时间"占 38.1%，比例最高，紧接着就是"太麻烦了"（27.6%）。

提到运动，一般人会想起跑步、拉伸、游泳、瑜伽等，认为换上合适的运动衣、带上合适的器材器械去固定的场所才算是运动。人如果忙碌起来，一想到还要做这些准备，就会犹豫着要不要去，而且很快就会打退堂鼓。**但是，健康真正需要的不是"运动"，而是"锻炼身体"**。日本厚生劳动省制定了《健康运动指南》（*Active Guide*）。该指南建议 18 岁到 60 岁的人"每天要花一个小时以上的时间好好锻炼身体"，65 岁以上的人"不能一直坐着不动，每天要花 40 分钟以上的时间锻炼身体"。

这里的**"锻炼身体"**指的不仅是**上面提到的"运动"，还包括日常生活的活动或家务活、上下班、上下学等**。这些也称为**"生活锻炼"**。比如说上下楼梯、与孩子玩游戏、搬运重行李，或洗菜煮饭、修剪庭院和浇花施肥等日常生活中很多我们在不知不觉间就进行的某些活动。锻炼身体用专业术语来说就是"体力活动"（Physical Activity），其中**包含上面所说的"运动"和"生活活动"两方面**。日本厚生劳动省颁布的健康指南也推荐大家多进行这种包括生活活动在内的运动。

从刚才提到的数据来看，女性的运动量在明显减少。我们可以看看作为一项体力活动基本指标的每日步数。男性的平均步数值是 6793 步，女性为 5832 步。从统计学的角度来看，近 10 年间男性步数在数值上没有变化，女性却在逐步减少。

表示体力活动强度（水平高低）的单位是**"能量代谢当量"**（Metabolic Equivalent of Task，简称 METs，中文音译为"梅脱"），用来表示其他身体活动的能量消耗量。该单位是运动学领域表示体力活动强度的单位，也是被全球所采用的单位。人体静坐时为 1 梅脱。18 岁到 64 岁的人的大致基准是**"每天花一个小时以上的时间好好锻炼身体"**，也就是进行 3 梅脱以上的活动。这类运动一般是做一些轻量级的肌肉训练，在体力活动上就是步行。65 岁以上的人的基准是"不要坐着不动，推荐一天做 40 分钟以上的体力活动"。有体力的人建议做 3 梅脱以上的运动，参考表 8—表 10，可以结合"生活活动"，达到目标要求。

我们可以看看下面表格（表 8—表 10）中的内容，了解运动加上生活活动能够带来多大强度的能量代谢效果。表格中左侧的梅脱值越大，该活动的能量代谢强度就越高。

表格中，可以先看看每项活动左侧标记的梅脱数值。用活动时间（1 个小时就是 1，30 分钟就是 0.5）乘以对应的梅脱数值，可以计算出日常的体力活动量。强度（梅脱）与时间的乘积得出的体力活动量用 exercise（EX）表示。比如说，慢跑的强度是 6 梅脱，进行了 1 个小时，那么体力活动量就是 6EX。或者与孩子玩耍的强度是 4 梅脱，进行了 30 分钟，就是 0.5 小时，那么体力活动量就是 $4 \times 0.5 = 2EX$。

忙于家务活的人也许即使不运动，也会在生活活动中不知不觉地达到锻炼身体的目的。嫌运动麻烦或不方便找时间的人，不妨有意识地把生活活动引入自己的日常习惯中。其实，生活中能锻炼身体的地方俯拾即是，用不着专门背着器械，奔向体育馆或健身房。

（1）缺乏运动也是死亡的原因之一

也许有很多人觉得运动就是为了消耗卡路里，为了减肥，保持身材。但实际上，如果你锻炼身体只是为了消耗吃进肚子里的食物，那么运动显然是不合适的。比如说，一个体重 50 公斤的人花了 30 分钟进行了 6 梅脱强度的运动，他消耗的热量只有 150 千卡。而 100 克白米饭（大概是儿童用的碗一碗的量）就含有 168 千卡的热量，前面所说的 30

分钟运动连这些热量都消耗不掉。

表8　各种体力活动的梅脱

3 梅脱以上的运动
※ 体力活动量目标所包含的内容

梅　脱	活动内容	相当于1EX 的时间
3.0	自行车测功仪（50 瓦特）、非常轻量级的活动、体能训练（初级或中级水平）、保龄球、飞碟、排球	20 分钟
3.5	体操（居家。初级或中级水平）、高尔夫（坐球车。除去等待时间）	18 分钟
3.8	稍微快走（平地、快跑速度 =94 米 / 分钟）	16 分钟
4.0	快走（平地、95—100 米 / 分钟水平）、水中运动、水中的柔软体操、乒乓球、太极拳、水中健美操、水中体操	15 分钟
4.5	羽毛球、高尔夫（自己背高尔夫球棒。除去等待时间）	13 分钟
4.8	芭蕾、现代舞、扭腰舞、爵士舞、踢踏舞	13 分钟
5.0	垒球或棒球、儿童游戏（跳房子、躲避球、弹玻璃球等）、迅速快走（平地、迅速、107 米 / 分钟）	15 分钟
5.5	自行车测功仪（100 瓦特）、轻量活动	11 分钟
6.0	体能训练（高强度、力量举重、健身）、美容体操、爵士舞、慢跑步行结合（慢跑 10 分钟以下）、篮球、游泳（缓慢地划水）	10 分钟
6.5	有氧体操	9 分钟
7.0	慢跑、足球、网球、游泳（仰泳）、滑冰、滑雪	9 分钟
7.5	登山：背 1—2 公斤的负荷	8 分钟
8.0	骑自行车（约 20 千米 / 小时），跑步（约 134 米 / 分钟）、游泳（自由泳）、慢游（约 45 米 / 分钟）、轻量到中等程度	8 分钟
10.0	跑步（161 米 / 分钟）、柔道、柔术、空手道、拳击、跆拳道、橄榄球、游泳（蛙泳）	6 分钟

梅 脱	活动内容	相当于 1EX 的时间
11.0	游泳（蝶泳）、游泳（自由泳）、快速划水（约 70 米/分钟）、有力的活动	5 分钟
15.5	跑步（爬楼梯）	4 分钟

出处：日本厚生劳动省《健康运动指南 2006 年版》及日本厚生劳动省有关开发特定健康指导的指导实施者养成计划的研究班，膳食生活改善负责人研究《膳食生活改善指导负责人教科书》（5）运动的基础科学。

* 当同一项活动存在多个数值时，表中的数值是频率出现较多的数值，比如说，不用采用竞赛等活动的数值，而是采用闲暇时刻的活动数值。

* 各个数值是该项目的活动数值，不包括休息时间。

表 9　各种体力活动的梅脱

3 梅脱以上的生活活动

※ 体力活动量目标所包含的内容

梅 脱	活动内容	相当于 1EX 的时间
3.0	普通步行（平地、67 米/分钟、带着婴幼儿或狗买东西）、钓鱼 [2.5(坐在船上)—6.0(小溪或小河钓鱼)]、屋内大扫除、收拾家财什物、目镜工作、捆包打包、吉他 [摇滚（站立）]、装卸车里的行李、看小孩（站立）	20 分钟
3.3	步行（平地、81 米/分钟、上下班等）、打扫地毯、打扫地板	18 分钟
3.5	用拖布或吸尘器打扫卫生、装箱作业、搬运轻行李、电器相关的工作（铺设管道的工程）	17 分钟
3.8	稍微快走（平地、稍微快 =94 米/分钟）、刷地板、打扫浴室	16 分钟
4.0	快走（平地、95—100 米/分钟水平）、骑自行车（接近 16 千米/小时）、休闲、通勤、娱乐、与孩子玩耍、遛猫狗（徒步/跑步，中等水平）、照顾老人或残疾人、除屋顶的积雪、打鼓、推轮椅、与孩子玩耍（走路/跑步，中等程度）	15 分钟
4.5	种树苗、拔院子里的草、耕地、农业作业（给牲畜喂食）	13 分钟
5.0	与孩子玩耍、遛猫狗（走路/跑步，耗体力的），迅速地快走（平地、迅速 =107 米/分钟）	12 分钟

第 5 章 方案 4 运动

梅 脱	活动内容	相当于 1EX 的时间
5.5	修剪草坪（使用电动除草机器，边走边除草）	11 分钟
6.0	移动或搬运家具家当、用铲子除雪	10 分钟
8.0	搬运（重型物件）、农业作业（收集甘草饲料）、打扫仓库、喂鸡	8 分钟
9.0	耗体力的活动、爬楼梯	7 分钟

出处：日本厚生劳动省《健康运动指南 2006 版》及日本厚生劳动省有关开发特定健康指导的实践性指导实施者养成计划的研究班，膳食生活改善负责人研究《膳食生活改善指导负责人教科书》(5) 运动的基础科学。

* 当同一项活动存在多个数值时，表中的数值是频率出现较多的数值，比如说，不用采用竞赛等活动的数值，而是采用闲暇时刻的活动数值。

* 各个数值是该项目的活动数值，不包括休息时间。

表 10　各种体力活动的梅脱

不够 3 梅脱的体力活动（运动 + 生活活动）
※ 不含体力活动量目标的内容

梅 脱	活动内容
1.0	静坐着（或是横躺着）看电视或听英语、斜躺在车椅上乘车
1.2	安静站立
1.3	读书读报（坐着）
1.5	坐着聊天、打电话、读书、吃饭、开车、轻松地办公、织衣物、编东西、打字、照顾动物（坐着、轻松水平的）、洗澡（坐着）
1.8	站着对话、打电话、读书、做手工
2.0	做饭或准备食材（站着或坐着）、洗衣服收衣服、打包行李（站着）、弹吉他 [古典或民谣（坐着）]、换衣服、边聊天边吃饭、吃饭（站着）、收拾自己（刷牙、洗漱、剃胡须等）、洗澡沐浴、擦脸擦身体（站着）、慢走（平地，散步或在家里，很缓慢，不到 54 米 / 分钟）
2.3	洗盘子（站着）、熨衣服、收拾衣服和晾干的衣物、打牌、赌博、复印（站立）、站着的工作（商店店员或工厂等）

梅 脱	活动内容
2.5	拉伸运动、瑜伽、打扫卫生［轻量的（扫垃圾、整理、换床上用品、扔垃圾）］、装盘、摆餐具、准备料理和食材、收拾（步行）、给花草浇水、与孩子玩耍（坐着、轻松简单的游戏）、照顾孩子或小动物、弹钢琴、吹口风琴、农业作业（开收割机、收割干草、灌溉工作）、轻松的活动、投接球练习（足球、棒球）、玩滑板、开摩托车、推有孩子的婴儿车或者与孩子一起走路、慢慢地走路（平地，速度慢 =54 米 / 分钟）
2.8	与孩子玩耍（站着，轻量的）、照顾动物（轻量的）

出处：日本厚生劳动省《健康运动指南 2006 版》及日本厚生劳动省有关开发特定健康指导的实践性指导实施者养成计划的研究班，膳食生活改善负责人研究《膳食生活改善指导负责人教科书》（5）运动的基础科学。

* 当同一项活动存在多个数值时，表中的数值是频率出现较多的数值，比如说，不用采用竞赛等活动的数值，而是采用闲暇时刻的活动数值。

* 各个数值是该项目的活动数值，不包括休息时间。

所谓"动的物就是动物"，人也是动物的一种。人的身体是由造物主以身体活动为前提，经过漫长的进化而创造。然而，随着文明的进步、科技的发展，以前很多需要"动起来"进行的家务活或工作，现在也可以坐着不动就能顺利掌握和完成了。从健康的视角来看，如今我们舒适便捷的生活也有其不可否认的消极一面。

更为雪上加霜的是，包括零食在内的很多加工食品、饭店餐馆的料理，比以前更加便捷、更加迅速地来到我们的面前。比如说，美国的一项研究发现，每到外面吃一次饭，一个人每天的热量摄入就会增加 200 千卡。没有被消耗完的热量在体内逐步积累得越来越多。在以前人们为吃喝发愁的年代里，如果过于饥饿，体内的脂肪会转换为热量延续人的生命。但是在如今这个物质过剩的时代，丧失了消耗脂肪的机会，过度的热量被摄入体内，再加上缺乏运动，就会引发各种各样的疾病。

即使如此，有的人依然觉得只要大量运动就能消耗掉多余的卡路里。根据近期的研究结果称，人体消耗的热量是有上限的。有研究发现，大量锻炼身体的人与不怎么锻炼身体的人相比，每天消耗的热量大致是相同的。

那么，为什么我们必须要运动呢？**因为缺乏运动会导致死亡。**

不运动到底会增加多少死亡概率呢？有一个研究就是针对在工作之余的空闲时间内散步或慢跑等锻炼身体的量与死亡风险之间的关系的。该研究发现，体力活动量较多的人比完全不锻炼身体的人相比，死亡风险要低 20%—39%。

几个关键点就是"即使稍微锻炼身体，也要比完全不锻炼身体死亡风险低""体力活动量非常大的人也比完全不锻炼身体的人死亡风险低"（不过要注意别过量锻炼身体）。

实际上，**运动对人体机能及人的内在精神有积极作用。**本书在前面也讲过，锻炼身体与死亡率和心脑血管相关疾病引发的死亡率下降有关联性，也能预防心脏病、大肠癌、乳腺癌、糖尿病、高血压、骨质疏松、肥胖、腰疼和跌倒引起的骨折等。另外，通过锻炼肌肉，能消耗身体热量，更快地减少脂肪（反过来说，肌肉锻炼程度较低，没有消耗掉热量，脂肪也不会减少）。有研究也称锻炼身体能减少精神压力和焦虑情绪，对预防抑郁症也有效果。因此，锻炼身体也是治疗抑郁症和情感性精神障碍的一个方法。近期还有研究发现，锻炼身体能降低痴呆的发病风险，有助于维持人的大脑机能。

另外，作为锻炼身体的第二层效果，**在锻炼身体的过程中增加与他人的来往沟通也是非常重要的一点。**即使做慢跑或瑜伽等个人活动，也可以加入到团队小组做练习，因此增加与他人接触的机会。除了运动本身带给人的益处以外，与人多接触多来往也是保证身心健康的重要方式。

（2）经常运动的人的盲点：即使有运动的习惯，久坐也会导致死亡风险升高。

想必大家多多少少也了解了运动的好处。但是那些总宣称自己"全年都在运动"的人需要注意的一点就是"静坐的时间"。

最近有研究发现，**坐着的时间一长，就会增加各种疾病的风险和死亡的危险性**。比如说有研究称，坐着的时间和看电视的时间，与患糖尿病和心脑血管疾病的风险有关联。另一种观点认为：虽然还没有明确其中的机制，但比起久坐，站立或走步更能保持人体代谢和血管机能正常工作。**其实，最好的状态是既能经常锻炼身体又能保证坐着的时间比较短**。有研究认为，即使是较多锻炼身体的人（每周活动35.5梅脱），如果久坐时间较长（一天8小时以上），死亡风险也会增加10%。

如图11所示，死亡风险是通过运动时间和静坐时间来计算的。从图中可知，人每周的运动量（体力活动量）分为4个区间（从左到右，由多到少）。最左边的区间中（每周体力活动量是35.5梅脱，运动量最大），久坐时间为一天4个小时以下的在区间最左边。从这一点开始，死亡风险的比例越来越高。

在每周体力活动量的坐标轴上，因为运动的项目和时间不同，很难一概而论，但是基本都有一个大致的基准。比如说一个小时慢跑。如果每周6天慢跑，就能达到36梅脱的活动量。从右数第二个区间中是每周16梅脱的运动，比如说陪孩子玩耍（4梅脱）、快步走（4梅脱）的活动每周进行4天以上。其中，最不怎么锻炼身体的区间（每周2.5梅脱以下）大概就是一周都没走够1小时的路。最差的区间中，一天运动时间在5分钟以下，静坐时间达到8小时以上的人，他们与活动量最积极的人相比，增加了大约60%的死亡风险。

受到该研究结果的启发，从我攻读博士学位的2013年开始，哈佛大学的研究室和图书馆都设置了站立式办公桌，可以站着工作。现在有些办公桌必须得站着办公，也有些办公桌既能像平常一样坐着办公，也能在原有桌面上设置台面，高低可以调节。对于一些站着就无法集中精力的人或是长时间站立就容易腰酸腿痛的人来说，可以趁着去洗手间的空当跑远一点，换换心情。如果在家里办公的话，做家务得站着做，还可以扫地、煮饭、洗衣服等，既能把家里收拾干净，又能锻炼身体，可谓是一石二鸟。另外，乘坐电车时，也可以有意识地站着。每个人都可以找到适合自己的方法。想想如何才能缩短自己坐着的时间，哪怕少一分钟也可以。

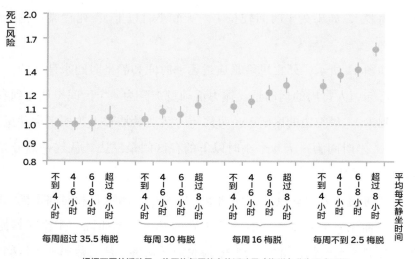

根据不同的活动量，将平均每周的身体活动量（梅脱）分为四个区间

图 11　静坐的时间、身体活动量和死亡风险的关系

出处：Ekelund, U., et al., Lancet Physical Activity Series 2 Executive Committe, & Lancet Sedentary Behaviour Working Group (2016). Does physical activity attenuate, or even eliminate, the detrimental association of sitting time with mortality? A harmonised meta-analysis of data from more than 1 million men and women. Lancet (London, England), 388(10051), 1302‐1310.
* 该表种出现的死亡风险 1.0 是因为该表在平均每周身体活动量在 35.5 梅脱以上的被试组中，以静坐时间不满 4 小时的死亡风险为基准。

1. 锻炼身体这些就够！4 项运动的混搭

锻炼身体有各种各样的方法。现在有很多机构按照不同的对象和他们的身体状况对运动项目进行了不同的分类。这里给大家介绍将四项运动均匀混搭的方法（见表 11）。我们可以观察以下提到的活动中，自己平常进行的体力活动侧重于哪些方面，在哪些方面还有不足之处，找找自己需要改进的地方。

比如说慢跑。慢跑本身是有氧运动，但慢跑前的准备活动中做的深蹲就是增强肌肉韧性的运动。肌肉发热后进行的拉伸运动就是柔软操。另外，瑜伽也有很多种，分不同的种类和姿势，可以用一项运动达到四种锻炼目的。这就是运动项目混搭的优点。

（1）有氧运动

之所以叫作有氧运动，是因为人体有轻量或中等水平的负荷，吸收氧气，活动肌肉，消耗提供热量的脂肪。有氧运动指呼气过程比较剧烈的运动，肌肉运动持续较长时间，并且有节奏感。大致来说就是使心跳加快，呼吸急促，心脏和肺部负担加剧，从而达到提升耐力的效果。

比如说，跑步、走步、慢跑、骑自行车、游泳、有节奏的瑜伽动作（如：Ashtannga 瑜伽）、舞蹈等。

（2）强肌运动

强肌运动就是增强因年龄增长而丧失的肌肉力量和体能的运动。这种运动可以增强肌肉力量和体力，让骨骼变得更结实，也能降低血糖。增加肌肉力量也会消耗更多的热量，从而控制自己的体重。另外，强肌运动也有保持平衡感和平衡力，减少精神压力，减少腰疼或关节疼痛的效果。**比如说使用特殊器材进行动作（举重、上下挥动哑铃等），还有像靠自我体重锻炼的动作（深蹲、俯卧撑、腹肌训练等）、普拉提、瑜伽等。**

（3）柔韧性运动

柔韧性运动能保持随着年龄增长而失去的肌肉或肌腱的柔软度，维持肌肉的韧性，扩大关节的活动范围，有韧性的肌肉和肌腱能够保持关节灵活度，减少肌肉疼痛和紧张或关节疼痛的风险，减轻腰痛和肩膀酸疼。关节灵活度较高也能预防受伤或摔倒。具体来说就是通过**拉伸和瑜伽**等提高关节灵活度，利用吸气呼气，尽可能地在肌肉（大腿后侧肌群的腘绳肌、肩膀、后背、手臂、腰腹）不疼痛的范围内拉伸肌肉。

（4）平衡度运动

平衡度运动指的是保持平衡度（平衡感），巧妙维持人体各个部分的协调动作的运动。平衡能力指的是在静止或活动时保持自我姿势的能力。需要感觉器官、中枢神经、肌肉力量等各种复杂要素进行综合协调后才能保持的机能。平衡感能维持人体的稳定性，防止跌倒。比如说做一些太极拳、瑜伽等控制重心的运动（前后、左右移动重心）、移动重心保持身体稳定性的运动或者使用平衡球锻炼躯体，等等。

表 11 4 项运动

	有氧运动	强肌运动 （体能训练）	柔韧性运动	平衡度运动
内 容	加速心跳和呼吸频率，加重心脏和肺部负荷，肌肉运动持续较长时间，并且有节奏感	增强因年龄增长而丧失的肌肉力量和体能的运动	保持随着年龄增长而失去的肌肉或肌腱的柔软度，维持肌肉的韧性，扩大关节的活动范围，有韧性的肌肉和肌腱能够保持关节灵活度	保持平衡度（平衡感），巧妙维持人体各个部分的协调动作
例 子	跑步、走步、慢跑、骑自行车、游泳、有节奏的瑜伽动作（如：Ashtannga 瑜伽）、舞蹈等	使用特殊器材进行动作（举重、上下挥动哑铃等），还有像靠自我体重锻炼的动作（深蹲、俯卧撑、腹肌训练等）、普拉提、瑜伽等	通过拉伸和瑜伽等提高关节灵活度，利用吸气呼气，尽可能地在肌肉（大腿后侧肌群的腘绳肌、肩膀、后背、手臂、腰腹）不疼痛的范围内拉伸肌肉	太极拳、瑜伽等控制重心的运动（前后、左右移动重心）或者移动重心保持身体稳定性的运动

* 图表内容参考了世界卫生组织的有关建议。

* 世界卫生组织公布的《2020 年身体活动指南手册》中使用了多元组合分类方法，其中包括有氧运动、肌肉增强运动，也包括专门针对中老年人的平衡运动和肌肉拉伸等多种项目。为方便理解，这里采用了 4 种分类。

2. 养成锻炼身体习惯的 4 大关键点

想必大家基本了解了锻炼身体的重要性以及对健康有益的活动项目内容，本节将介绍一些如何养成习惯去定期锻炼身体的方法。

（1）感受锻炼身体带来的欢乐、愉悦和趣味

人性有投射偏见（Projection Bias），也就是人往往有将当前偏好投射到未来，以为未来也有相同偏好的心理倾向。比如说，当你肚子饿

了，你一去超市就会买来大量的甚至多余的食物。这就是认知偏差让你觉得"我现在肚子饿了，以后也一定会继续饿肚子"。

虽然当前的情绪或身体状态不可能永远持续下去，但是人们会基于当前的情况来思考问题。就像我们买健身卡一样，尽管买的健身卡是不限时、不限量的随到随用健身卡，但我们依然没怎么去过健身房。这其实就是一种认知偏差——一种过度地相信"现在能来健身，以后必然也常来健身"的心态。

某研究发现，人们实际去健身房的次数只有当初预想次数的三分之一。最初下决心想健身而买回来健身卡，后来却因为投射偏见的影响而没有坚持下去。总之，没有坚持去健身不是自己气馁妥协，而是一开始就有投射偏见，高估了自己的行动力。

这种投射偏见可以反过来解释现在的问题。比如说，现在没有锻炼身体习惯的人是有自身原因的——出门太麻烦，运动起来又累，天气不是冷就是热，等等。很多时候，人们是基于当时的情绪来决定不做运动的（大脑随意认定之后自己运动起来也没意思）。但是，这些预测并非事实，而是基于当前的情绪来估计判断的，如果真的陷入了投射偏见的圈套中，就太可惜了。

那么我们该怎么办呢？**我们可以先试一次，先运动一次，让大脑尝尝锻炼身体带来的欢乐、愉悦和趣味感**。有报告称，这种积极向上的情绪能加强锻炼身体的持久性。另外，对于老年人来说，锻炼身体除了有益健康外，还能让他们融入到社区集体中，建立新的积极的人际关系圈，这也是他们坚持运动的动机。虽然人各有不同，对同一事物感知到的乐趣和享受点不同，但我们不妨先活动起来，让自己体会一下这种积极的情绪。做什么都可以，大扫除、马拉松或瑜伽等，去健身是为了和亲朋好友相聚聊天也可以，为了见到喜欢的教练也可以，与健身没关系的其他任何事都可以。

有关被称为诱因的奖励奖赏方面的研究，还存在很多争议。目前有研究报告称，如果平均每天获得150日元（约7.3元人民币）左右少量的奖金能成为目标达成的动机（达成目标后获得东西）的话，即使这个奖金消失，这个奖励机制依然对锻炼身体有效果。但是这种依靠金钱的奖励机制收到的效果（对健康有很大影响的步数是否增加）并不是很大，设置再多乱七八糟的诱因也没有什么意义。即使把锻炼身体当作目的，在活动项目和活动方法上也有好有坏，最好不要过度期待。如果企业或地方自治团体为锻炼身体划拨预算，并想将其纳入健康项目的一环，那么最好能在行为科学或行为经济学等专家的方案基础上进行。

在健康培训班、体操培训班或体育项目健身房的教练们，最重要的是让过来上课或锻炼的人能够在积极向上、愉悦享受中度过锻炼身体的一天。这种积极向上的情绪中，有些是掌握某种运动项目要领的实际感受，有些转变为对身体逐渐改善的感受，之后变成了人们坚持锻炼身体的内在动机，包括在锻炼中的男性与他人（健全的人）的竞争意识、女性对体型的改善，等等。动机的建立能促进习惯的养成。因此，我们研究团队与日本职业棒球联盟太平洋联盟联合开发了一款App，设置了让人们更多地走步的程序，但该程序并非是以健康为亮点的。结果发现，这款App用户的日常步数和坚持运动的时间都获得了增长。

我们与太平洋联盟共同开发了以棒球粉丝之间"竞争"为主旨的步数累计App。这款App有让棒球粉丝相互攀比自己步数的功能——注册姓名后就能用自己的步数为喜欢的球队加油。我们也模仿棒球锦标赛，设置了"粉丝对战的步数锦标赛"，在比赛当天，双方战队的粉丝也会进行步数对决。以各类研究结果为依据，该App上设置了多道程序，让粉丝享受棒球乐趣，同时刺激他们为战队加油。从结果上看，不同战队的粉丝相互之间的竞争和欢乐成了该 APP 的最大亮点，达到了让用户更主动、更积极地坚持运动的目的。

这对平常不关注健康，不怎么参加健康活动的"健康漠视族"也有效果。虽然这个计划并没有事先说明是"为了健康"，只是基于"是否能让人迈开脚步"的假说而开展的，但从结果上看取得了预期的效果。

所以，首先要把"为了健康"这一带有责任义务感的目的放在一边，最好先让自己通过纯粹的锻炼身体或体育运动等感受积极向上的心态。

（2）带着目标做记录

不仅是在锻炼身体上，**做记录的习惯在很多方面效果都非常明显。专业术语叫作"自我监控"（自我观察）**。自我监控在各个方面对于改善当前行为，养成理想习惯是非常重要的。无论是写日记还是做手账，还是用手机或电脑做笔记，都是可以的。每个人都可以按自己喜欢的形式去做记录。另外，我们要亲自确认自己是在逐步地接近目标，并持续地达成目标。这种亲自确认是为了进一步提高自己锻炼身体的积极性。

为自己自豪骄傲的感觉对健康也有积极的影响，这一点我也会在本书第 8 章提到。将那些给自己带来成就感或是在竞争中胜出的体验等值得骄傲自豪的事记录下来，也是一种行之有效的方法。

设定目标也很重要。比如说"尽可能地跑步"这一目标就比较模糊，可以替换成什么时候、多大程度（距离或时间）、以什么频率去跑步。比如说我先生的性格非常严谨，他常用 excel 表做记录，让自己的运动（跑步 30 分钟）天数在一年中不低于 75%。如果高于这个数就能让他更有动力去运动。

而我是很怕麻烦的人，当我决定在家每天做拉伸、每周去三次瑜伽班后，我就在日程表上记录了自己去瑜伽班的日子。现在手机也能记录每日步数和步行距离。就算不是运动，像做家务的人也可以用计步器或手机来记录自己的每日步数。

而且，每当我们完成一个小目标，就可以给自己一个小奖励。买个小玩意儿，让自己更愿意享受运动，或是做个美甲美容等，自己给自己创造美好的心情。

（3）找到一起运动的团队组织

做运动时，**与人结伴搭伙**也很重要。最好能够有自己所属的团队组织（走步团、瑜伽队等）。有研究称，参加集体的运动要比个人独自运动对健康更有帮助。因为集体运动能够让人从更多层面来享受锻炼身体给健康带来的好处。

在某项针对日本中老年人的研究中也发现，与人结伴运动的人对自己的健康有较高的自信心（主观上的健康感觉），而且患抑郁症的风险会减半。顺便提一下，这里说的主观上的健康感觉与死亡率是相关联的。也有研究表明，参加体育运动的俱乐部的人被护理照料的概率，或者出现摔跤跌倒的概率都有减少的趋势。也就是说与人结伴运动对健康有好处。

这种益处不仅因为运动本身对身体的直接效果，而且在集体运动中人与人之间的相互关心也给健康带来了很多益处。

其实，跑步、瑜伽、走步等一人就能做的运动项目，也不妨跟自己的亲朋好友一起做，或者加入到队伍中去，和队友们一起做练习。一个人运动也是运动，倒不如和大家一起运动，健康效果也会翻倍。

另外，有研究称，对身边的人宣称自己要运动也有效果。人都不愿意自己说过的话变成"空谈"，因为"话都放出去了，不上也得上"。

（4）无论多忙，每日运动不停歇（锻炼身体的时间无论什么时候都要腾出来）

在哈佛大学公共卫生学院求学时，一位教授为学生撰写的报刊专栏让我记忆犹新。这就是"推荐运动"。这位老师喜欢锻炼身体，每天遛狗之后就来上课。在课程定期考试前，他在专栏中写道："想必大家都在争分夺秒地复习功课，但是就算考前也绝不能压缩的时间就是锻炼身体的时间。"

人们越忙就越容易找借口不去锻炼身体。比如说"有去健身房的一小时，我就能把某个任务完成""锻炼身体后太累了""外面太冷不想出去"，等等，借口是想要多少有多少。我很清楚地记得那位教授极力地推荐我们多运动——"锻炼身体能有效地恢复短时间的疲劳状态，也有助于以后的身体健康"（当然，作为公共卫生学的研究生，我们自然比谁都清楚运动对健康的益处，但即便如此我们也会压缩锻炼身体的时间）。还有近期的研究称，锻炼身体可能对认知机能的改善和学习能力的提高都有正面影响，当然，这个结论也需要进一步验证。

我自己原本就喜欢运动，高中还参加了曲棍球队，每天都要做训练。但是上了大学以后就不怎么运动了。而让我这个脱离运动许久的人重新觉醒的，正是在研究生时期认识到的"锻炼身体的意义"（而且，那时候我开始了练习瑜伽的生活，从那时起，瑜伽也成了我生活的一部分）。

在养娃和工作忙得不可开交的现在，我的运动时间也明显减少了。上瑜伽课的时间（基本上是 90 分钟左右）、自己做拉伸的时间都挤不出来了。但是看看我的每日步数，身体的活动量还是大幅度增加了。像我稍微和孩子一块散个步，或是追着孩子来回跑跑，不知不觉间步数就超过了一万。这种情况在生活中很常见。

想把锻炼身体变成自己每天必做的功课，最重要的就是把锻炼身体编入自己的日常活动路线中。即使不专门去运动，我们生活中也处处都是锻炼身体的好机会。大家也可以结合自己的年龄和工作环境，想想自己怎么才能找到锻炼身体的时间。

如果你找不到时间，比如吃午饭时不妨先不去常去的饭店，而是去稍微远一点的餐厅，或是坐车时特意步行走一站路，等等，很简单地就赚到了今日的步数。要是平时总是开车去餐厅打包盒饭，不妨试试骑自行车或走路去买盒饭。另外，和孩子打闹玩耍，拔拔院子里的杂草，种菜浇地等，都是如假包换的体力活动。我们应该先思考日常生活中如何才能去让自己锻炼身体，然后再开始实践。

运动不像吃饭和睡觉，不是"不吃就会饿死""不睡就大脑就不能运转"，人不运动也能正常生活，导致人们在生活中把运动的必要性排到了后面。除非有特殊状况，人们即使不运动，身体也不会发出类似"肚子饿了"的信号，也不存在被逼迫着去运动的情况。但实际上，锻炼身体带来的畅快感，和全身心精神焕发的感觉是运动以外的其他东西都给予不了的。

我希望更多的人能体会"一旦不运动，身体就闲得发慌，内心发痒难忍"的感觉。我们可以先不提什么健康问题，大家首先要唤醒自己身体里的"动物本能"。无论是谁，他的内心深处都沉睡着一头渴望苏醒的动物。

小 结

第 5 章

☞ 只运动不算锻炼身体。为了健康，我们必须要做的不是运动而是锻炼身体。

☞ 缺乏运动也是死亡的因素之一。

☞ 身体活动量较多的人与完全不锻炼身体的人相比，死亡风险要低。但身体活动量非常大的人也要注意不要运动过度。即使锻炼身体较多的人，如果久坐时间较长，死亡风险也会增加。久坐时间越长，各种患病风险和死亡的危险性越高。最好就是经常锻炼身体，并且不要久坐。

☞ 有氧运动、强肌运动、柔韧性运动、平衡度运动这 4 项运动搭配起来做，运动效果比较好。

☞ 要养成锻炼身体的习惯，最好能做到：① 感受锻炼身体带来的欢乐、愉悦和趣味；② 带着目标做记录；③ 找到一起运动的团队组织；④无论再忙都不中断每日运动。

方案 5

睡　眠
专业的睡眠法和休息法，事半功倍

每天晚上，当我睡着时，我便死去了；

第二天早晨，当我醒来时，我又复活了。

—— 甘地（印度宗教家、政治领袖）

•• 健康问答 ••

无法保证休息，也就无法保证工作成果

要我说出能保持健康的三个必要条件的话，我会选择**吃饭、运动和包括预防和应对压力在内的休息**。让身心获得休息是非常重要的，但是我感觉日本人（也包括从自我警醒的角度上看）并不怎么擅长去休息。

从各种调查数据中发现，日本是被调查的国家中，国民对自我关怀投入的时间处于倒数几位的，比如说带薪休假的获批率很低（日本政府的目标是 70%，实际只有 56.3%），传染病疫情前连续几次带薪假期获批率在全球都处于倒数几位。这些情况都说明了日本人长期没有休息或是不能休息的现状。

哈佛大学曾教过我"休息是极为重要的"。在攻读博士的第二年的末尾，我要参加学院的一门大型考试，这门考试要判断我是否符合培养博士的素质要求，每年只能考一次，如果考砸了，第二年会安排重考，但是如果第二次也考砸了，就会被勒令退学（按硕士学位退学），

所以说这次考试是关乎我未来命运的大考。

值得庆幸的是，有学习专员（学习上的专家）为考生提供有关应试的指导。他们中很多人是拥有教育学博士学位的教育专家。在博士考试之前，他们为考生在学习时间分配、预防心理压力和保持学习动力上提供建议和咨询。

考前有每周一次一对一的谈话，包括学习报告和近期烦恼的沟通，如果碰到困难，还能写邮件、打电话去寻求建议，对于哈佛大学关心学生，在"学习方面，无微不至地提供帮助"的姿态，我至今都对此充满由衷的感激。

我刚接触学习专员时，就把自己以前的学习方法、过去复习应试的方法、烦恼以及学习之外的生活作息等统统告诉她。然后她对我说：

"从你以前的学习方法和成绩综合考虑，我觉得你能越过这门考试的关卡。不过我确实有一点比较担心。"

专员担心的正是我**"不怎么休息，而且对休息本身充满了愧疚感"**。我从上学开始，绝不会在考试前夕喘口气，总是拼命地学习。即使步入社会，也会把周六日搭进去加班赶工作。对于一直以来自诩"拼命三娘"的我来说，专员的这番话无疑像一盆冷水泼到我的头上，让我瞬间清醒了。

她原本让我答应她每周休息两天，利用周六日好好休息，但是我坚决反对，要知道如果两天都空下来不学习，我简直会担心地要命。最后，我们各退一步，我保证每周会休息一天，那天完全不学习。

身心休息法

从那时候开始，我第一次发现，自己虽然清楚很多健康的饮食方法和运动方法，却并不了解如何才能让自己好好休息，我感觉不到"休息"本身的意义。我也发现，自己仅仅休息了一天，内心就充满愧疚感，焦虑与不安爬满了全身，就像是染上什么"工作中毒症"一般。然后，我开始练瑜伽、做冥想，想在紧张的生活中添加以前自以为"浪费时间"的项目。

我决心更加努力地去了解和掌握"让心灵和身体好好休息"的知识。

日本在 2019 年 4 月开始实行有关加强推进劳动方法改革的相关法律（《劳动改革关联法》）。该法律规定，企业单位必须切实地让员工消化每年 5 天的带薪假期，但是现状并不乐观。无论是传染病疫情之前还是传染病疫情期间的远程办公，员工在深夜和周末加班接收回复工作邮件的情况已经是稀松平常、见怪不怪了。

同饮食和运动一样，在"休息"的问题上，如果职场或家庭等环境不具备好的条件的话，"好好休息"是无法实现的。我想向那些和从前的自己一样不了解休息方法的人介绍让心灵和身体好好休息的意义和方法。本章主要围绕让身体休息的睡眠和让心灵休息的压力处理对策来进行介绍。

为什么让身体好好休息很重要

本节从让身体休息的角度来讲"睡觉"。从全球来看，日本是睡眠时间较短的国家之一。经济合作与发展组织（OECD）调查发现，在该组织的三十多个加盟国中，日本人每天平均 7 小时 22 分的睡眠时间是最少的。

有睡眠专家称"睡觉绝不是浪费时间，睡觉与吃饭、运动一样，对健康极为重要"。睡觉也分很多类型，比如说早睡早起型和晚睡晚起型等，不同类型的睡眠也会受到环境因素和遗传因素的影响。其中早睡早起是大众鼓励的睡眠方式，但是睡眠问题并非如此简单，我们还要根据睡眠类型来看待睡眠问题。日本厚生劳动省在睡眠方面的指南中指出："虽然因年龄段和季节的不同，充足的睡眠时间不能一概而论，但是对每个人来说，必要的睡眠时间接近 6 个到 8 个小时。"

为什么睡眠如此重要？

睡眠涉及三大重要的健康要素。第一个就是为了身体的健康。人体可以通过睡觉来修补和复原睡前消耗和损失的能量。也就是通过睡觉，修复心脏、血管、肌肉和细胞等的机能。有研究称，睡眠不足可能会引发心脏病、肾脏病、高血压、糖尿病、脑卒中、超重和肥胖等疾病。因为压力荷尔蒙受到影响，人体更容易感到压力，免疫机能也会受到影响。也有报告称，在青少年的青春期和成长期中，睡眠与身心发展和不良行为也有关联性。

另外，慢性睡眠不足也可能减少寿命。有研究发现，睡眠时间过长或过短都与死亡率的增加有相关性。一项以日本人对调查对象的研究也称，无论男女，睡眠时间一长，整体的死亡风险就会升高。在该调查中，与 7 小时睡眠时间的被试组相比，针对睡眠时间超过 10 小时的死亡风险，男性变成了 1.8 倍，女性变成了 1.7 倍。目前并不清楚睡眠时间过长与死亡风险升高的变化机制。该研究虽然排除了因为某些可能引发死亡的疾病造成睡眠时间延长的情况，但是睡眠时间较长的人中很多是患病的人，这也可能会造成死亡率的增加。

我们不难想象一个人长期睡眠不足的话很可能会生病，但如果某一天出现睡眠不足也会对健康有直接影响。比如说睡眠时间短或是睡眠质量不好的话，第二天就会出现血压升高的趋势。所以，即使短短一天的睡眠不足也不可轻视。

睡眠涉及健康的第二个要素就是要保持大脑和情绪的健康状态。有研究称，人在睡眠期间，大脑在进行记忆老东西和学习新东西的准备。睡眠有助于人们培养重要的学习和行动能力。比如说睡觉期间，大脑在培养人的注意力、决策力、创新力、动力、士气、判断力、洞察力，等等。如果睡眠不足，这些大脑机能就会下降，人更容易从消极角度理解各类事物，情绪波动较大，而且很难控制自己的感情。另外，睡眠不足与抑郁症、自杀念头、焦虑和心境障碍等心理健康风险有关联，对于青春期的人，睡眠不足也会增加过度饮酒等不健康行为。

第三个是睡眠与清醒状态下的做事效率有密切关系。想必很多人都经历过前一天睡眠不足，第二天工作不顺心不顺手，失误较多，效率很差的情况。长期睡眠不足会引发所谓的**"微睡眠"**，即清醒状态下突然出现的短暂睡眠。不仅如此，睡眠不足还会对操作速度、正确性等多种作业有影响。要提一下，如果连续 17 个小时不睡觉的话，其状态与血液中酒精浓度为 0.05% 的状态（体重 45 公斤的人喝了一罐啤酒，体重 60 公斤的人喝了两杯威士忌）一样，如果连续超过 19 个小时不睡觉的话，其状态就相当于无法安全驾驶的酒驾。

如何判断你的睡眠环境好不好

本书在每一章都反复提到"环境"一词，包括饮食和运动在内，建立一个易于改变习惯、方便行动实践的环境非常重要。相信聪明的读者也注意到了这一点，在睡眠问题上，环境、社会、个人这三要素也是相互影响的（见表 12）。

这些要素中的问题不可能一下子得以解决，因此，我们要尽早地知道自己做什么可以让自己和家人获得较好的休息时间。

首先要注意卧室外面的情况。观察一下卧室外面的环境能不能让自己在安稳的状态下入眠。噪音多不多？需不需要担忧人身安全？通风是否良好，湿度是否宜人？周边的环境是否干净整洁？等等，这些要素对睡眠的质量和长短都有影响。

如果并非什么有助睡眠的好环境，从长远角度来看，搬家也不是不能考虑的，但相信很多人很难做到这个地步。那么我们可以换一个卧室或者将床铺换一下位置，加一个防噪音或遮光的窗帘等。另外，

表 12　对睡眠有影响的几个要素（举例）

环　境	卧室环境、住宅周边的环境、工作环境
社　会	家庭、婚姻状况，与伴侣的关系 工作和家庭之间的平衡把握
个　人	年龄、是否怀孕等个人状况 是否有压力或抑郁等心理问题 咖啡因的摄入量、吃饭时间等行为习惯要素

出处：笔者根据 Hale L, et al Curr Sleep Med Rep. 2015;1(4):212-7, Lydi-Anne Vézina-lm, et al, BMJ Open. 2017;7(6):e016592, Johnson DA, et al. Curr Epidemiol Rep, 及び Institute of Medicine Committee on Sleep Medicine and Research. Sleep disorders and sleep deprivation: an unmet public health problem. 2006 制成。

还能用耳塞眼罩，加湿器等，尽量营造一个静音、少光、温度适宜的舒适的睡眠环境。

特别是不要在卧室安装电话，不要把手机放在枕头旁边。如果住在像美国家庭那样房间较多的家里，一般不在卧室安装电视，但是在日本的家庭里，房间数量有限，很难不在卧室安装电视。据美国的一项调查发现，有将近90%的人在睡前一个小时内有使用电子产品的习惯。

我们要尽可能地让电视机或手机等远离自己睡觉的环境。因为这些东西更容易让现时偏好（Present Bias）发生。现时偏好指的是人为了尽早享受眼前的喜悦和快乐，而牺牲掉将来的利益（这里是指睡眠）。"看完这个节目就关电视""睡前检查一下脸书有没有更新"，等等，这一点小念头就会让人不知不觉拿起手机和遥控器。有研究称，人哪怕被这些电子产品发出的蓝光照上一小会儿，都对睡觉有影响。

有研究发现，工作和家庭生活的平衡度（是否把握好两者的平衡）对于睡眠的质量和时间都有影响。如果工作和家庭生活这两方有较多任务，而且不能推卸，不仅对当下的睡眠长短或质量有影响，而且有可能在两年后造成睡眠不足。

另外，职场环境也与睡眠有着密不可分的关系。据美国的研究发现，长时间工作的人睡觉时间较少，而且职场中管理层对工作时间和工作方法的安排上是否灵活，也对劳动者的睡觉时间有影响。

美国一项以从事护理工作的女性为对象进行的实验发现，如果职场经理对工作时间或工作方法的安排僵化刻板，那么他管理的员工就要比那些在具有想象力和灵活性的经理手下上班的员工，睡眠时间平均缩短了 30 分钟。

另一个研究表明，夫妻之间，男性的工作时间变长后，女性的快餐食品消费量就会增加，而身体活动量却有减少的趋势。因此，那些处于管理层位置的人需要理解自己的工作决策对手下的员工及其家属的生活以及人生都可能造成影响。

我们很难去改变自己公司的上司，那么，如果在工作或团队制度上有选择权的话，尽量地与那些了解工作方法和思维灵活的人一起共事，更有可能保证自己有更多的睡眠时间和更好的睡眠质量。

••方法落实••

1. 卧室就只是为了躺倒睡觉吗——建立睡眠"圣地"

在哈佛大学的一堂有关睡眠的课堂上，老师提出了这样一个说法：

"卧室这个地方要么自己上床睡觉，要么就是和别人上床睡觉，除此以外别无他用！"

这句话听起来像在开玩笑，但也是大实话。本书在讲述行为习惯的章节中也反复提到过，人们倾向于从环境，特别是从场所来思考自己的行为路线。因此，以睡觉为目的的卧室应该是一个让人联想起睡觉的重要性，能诱发人们睡意的场所。

实际上有研究称，在卧室开电视、电脑或用手机等电子产品，电子产品发出的光线会对睡眠的质量有影响。尤其是使用**主动型媒介（用户自己主动获取信息的媒介类型）**，睡觉时间、起床时间和睡眠质量都会受到影响。有研究发现，**即便是在睡前刷了仅仅 30 分钟社交媒体，也会影响睡眠**。其实连我自己睡前也会不知不觉地刷手机。钻进被窝，感觉离睡觉还有一段时间，我就摆一个放松的姿势刷起手机来。从睡觉质量来看，这绝不是什么好习惯。

一项以孩子为对象的研究发现，孩子在儿童房间看电脑和看电视与他的睡眠时间减少和入睡时间延迟也有关联。有关带屏幕的电子产品的使用与睡觉的关系虽然还需要进一步的研究，但是卧室的定位应该是"只为睡觉"，不为其他。**各种电子产品要尽可能地远离卧室，因此我们不要把电视或电脑放在卧室。**

人受到强光照射，生物钟就会受到影响。因此，厕所开灯也要注意一下亮度。如果去厕所的路上有灯光，而且能调整的话，尽可能地调整一下亮度，或是让光只照着脚下部分，营造一个不被光照的睡眠环境。

另外，卧室的温度也很重要。世界卫生组织建议的卧室温度最低也要保证 18℃。但是日本有九成的家庭在冬季很难达到这个标准。日本的住宅大部分是各个房间分开供暖，并没有美国或欧洲的那种集中供暖系统。因为房间的温度较低，很多人不得不穿着厚厚的睡衣，盖着好几层被子，这肯定会对睡眠质量有影响。

实际上，有研究发现，房间温度过低，会出现多尿的情况，需要频繁起夜。有日本的研究称，卧室使用暖气后，孩子患感冒的情况也有减少的趋向。

如果你不想因为睡不着觉而心情烦躁不安，有专家建议说，如果躺 20 分钟睡不着的话，可以下床，在不怎么刺眼的灯光下读一些轻松的书籍，或听听音乐，尽量放松自己，等瞌睡了再上床睡觉。即使半夜醒来想看看几点了，或是睡不着觉时，也最好不要拿起手机，不要在被窝里检查邮箱或是上网冲浪等。

2. 被伴侣左右的睡眠

睡觉伴侣也对睡眠有影响。现在有很多研究对人们结婚或同居后的生活与睡眠关系进行了调查分析。研究表明，睡眠确实会受到夫妻或同居关系的左右。生活在同一屋檐下的人，**尤其是共用卧室的夫妻或同居伴侣们，有的会促进睡眠，有的则妨碍睡眠，对睡眠长度和质量有很大的影响。**

部分研究发现，如果夫妻或伴侣关系比较糟糕，睡眠的质量也会糟糕。女性在这一方面的倾向非常明显。

包括夫妻双方在内，共用卧室的伴侣既是妨碍睡眠的因素，同时也是最早发现对方睡眠问题的人，也是在出现睡眠问题时为对方加油打气的人。因为睡眠与心理状态密切相关，有报告称，如果能过上安稳的婚姻生活，那么结婚也是提供更优质睡眠的契机。但如果婚姻生活不顺心，则会给睡眠带来负面影响。

不过，也有报告称，如果夫妻同床睡觉，那么其中一方的睡眠质量和时间会影响夫妻或伴侣关系，比如说其中一人有睡眠问题（打呼噜等），或是就寝起床的时间不一致等，反而会让双方陷入不良循环中。另外，家庭环境的好坏对从幼年到青春期的孩子的睡眠也都有断断续续的影响。**有研究表示，孩子的家、卧室的环境、父母的状况（包括工作、收入等社会经济环境）、亲子关系或父母的健康状况等，对孩子的睡眠时间和质量都可能有一定程度的影响。**

如果你和别人共用卧室或床铺，可以调整一下暖气设备的摆放或被褥等，看看是否为彼此营造了一个舒适的卧室环境。如果出现伴侣打呼噜或是双方对卧室温度有分歧的情况，坚决分房睡也是很有必要的。分房睡觉并不一定表示夫妻关系不好。如果发现自己与伴侣或家人之间的关系引起了失眠或让睡眠质量受到影响，我们不仅可以完善一下睡眠环境，也可以尝试与伴侣一起找找婚姻咨询师。

3. 为了更好的睡眠，今晚就能做到的事

最后，为了实现更好的睡眠，我们可以看看个人层面能够做出什么改变。

（1）固定起床时间

我们首先要意识到固定睡觉时间和起床时间的重要性，同时明白提前多睡觉也是毫无效果的。入睡早的人和入睡晚的人都可以做到固定起床时间。只有固定了起床时间，才能够慢慢地固定睡觉时间。上班时间固定的人，早上也会按时起床。不过，在不上班的日子或周末等节假日时，我们也会不知不觉地睡懒觉，打乱原有的睡眠节奏。

那么，这时候我们不妨安排一些活动，好让自己能像平常一样按时起床，甚至奖励一下自己按时起床（去想去的咖啡厅吃早餐等）。即使晚上上床睡觉的时间不固定，只要起床时间固定后，作息节奏也会很快稳定下来。如果实在是很瞌睡，那么可以在吃完午饭后睡个 30 分钟左右的午觉。

（2）注意摄入的食物

饮食与睡眠有密切关系。相信很多人都经历过无论是饥肠辘辘还是撑肠挂腹都会睡不着觉的时候。**我们尽可能在睡前 2 到 3 个小时吃完饭。**如果睡前感觉饿，可以稍微吃一点容易消化的食物（如：一片苹果、稀粥等），保证即使饿也不会醒的程度即可。

尤其注意**不要摄入酒精和咖啡因**。很多人觉得喝酒有助于入眠，因为酒精会对神经系统起作用，但是从睡眠质量来说，睡前喝酒并不好。睡前喝酒只会在几个小时内让人感到瞌睡，酒精作用消失后，半夜会醒来很多次。而且，酒精会让咽喉部肌肉松弛，拖慢大脑运转，容易让人打呼噜，或是因为呼吸不畅而醒来。

咖啡因也有同样的影响。包括咖啡、茶、功能性饮料以及可乐等。像某些低因咖啡或红茶中也有少量咖啡因。睡眠神经敏感的人最好在下午以后避免摄入含咖啡因的饮料、茶水。

另外还要戒烟（包括电子烟）。已经有研究表明，抽烟与睡眠质量下降和睡眠时间减少有关系。特别是睡前抽烟会影响睡眠。有研究发现，如果在睡前 4 小时之内抽烟，那么睡眠会出现中断的情况。有长期抽烟习惯的人如果突然戒烟，可能因为尼古丁的作用，会产生睡眠障碍或白天打瞌睡的情况，但这些情况是暂时的。一般来说，戒烟有助于提高睡眠质量。

（3）设置特定的身体运动，让自己能舒适入眠

我们知道，很多不在睡前进行的运动都对促进睡眠有很好的效果。尤其是散步、慢跑、游泳等加快心跳的有氧运动。根据研究表明，这些运动能让人尽早入眠，并带来深度睡眠、减少夜醒次数的效果。瑜伽、拉伸、太极拳等缓慢运动以及按摩等放松式运动也有助于促进良好的睡眠。

有个需要注意的问题，就是运动的种类和运动的时间。我曾经向一位失眠的朋友建议让他多活动锻炼身体，但是他按我说的去做了一段时间后，发现该睡觉时脑子却很清醒，总是睡不着。我仔细问了问他才发现，他在睡前进行了相当量的走步运动。我们知道，睡前运动会导致身体处于兴奋状态，很难入睡。所以，坚持运动是没错，但也

要注意运动时间。

近期的一项研究发现，不同的人，做不同的运动项目，对睡眠的影响不同。有的对睡眠没有影响，也有的在睡前一个半小时以前做就没问题（该研究的对象是健康的男性）。通常来说，睡前几个小时以前结束运动是最保险的。我们不妨尝试几种不同的运动项目和运动时间，看看睡眠会出现什么变化，从而找到适合自己的运动方式和运动时间。

（4）做一番让心静下来的"仪式"

一项以中老年人为对象的研究表明，**让意识聚焦在呼吸上的正念冥想可以让身体和精神都放松下来，改善失眠情况**。同样，把意识集中到呼吸上、联想让人心绪平和的场景或是来一场身体按摩等，都会对改善睡眠都有明显效果。

有报告称，建立一串睡前流程会有利于睡眠。实际上有研究也发现，**如果婴儿或儿童在睡前有一套固定的动作流程，从各个方面都对睡眠有积极影响**。睡前的惯例是洗澡、换睡衣、刷牙、读书等，反复进行这一连串的动作非常重要。

也有论文鼓励大人也可以建立一套睡前流程。比如说，听舒缓的音乐，洗一次热水澡，做些简单的拉伸（注意拉伸过于剧烈会刺激身体），在不刺眼的灯光下读书，等等。有报告称，中老年人如果建立一套睡前流程的话会对失眠有积极影响。对于反复强化这些每日习惯具体会出现什么结果，我们也期待今后的研究。

（5）减少压力的休息方法

有研究结果发现，从长远角度看，让身心休息对于健康非常重要。美国波士顿郊外的一项大规模流行病学研究（探究特定疾病及其病因的研究）——弗雷明汉研究（Framingham Heart Study）为了探明可能导致因急性心肌梗死和心脏病等心脑血管疾病而死亡的因素，连续 20 年追踪同一批研究对象。结果发现，**不论是职业女性还是全职主妇，那些缺乏休息的人因急性心肌梗死或心脏病等心脑血管疾病而死亡的风险都比较高。**

另一项研究对 35 岁到 57 岁的 12 000 多名男性进行了 9 年的追踪调查，**结果发现，经常休假的人要比不按时休假的人，被诊断为心脏病的概率低 29%，死亡概率低 17%。** 即使考虑收入等差别，尽可能地在其他条件相同的情况下也出现了这个结果。因此，休假对于健康，特别是从心脏方面的疾病和死亡的关系来看，休假有助于减少压力。人们可以通过与家人和朋友的来往接触以及锻炼身体，来恢复身心健康。

休假时间的内容也很重要。据荷兰的一项研究结果称，在休假的旅途中能彻底放松的人，在休假结束后最长能保持两个星期的愉悦情绪。可能有的人觉得两周时间短，但有的人觉得两周的幸福时间还挺长。总之，在休假前的幸福程度上，可以休假的人是比较高的。

另一方面，研究也发现，在休假的旅行途中，因为交通拥堵而出现的人流拥挤，因为去陌生地而焦虑不安的情况，也可能会给自己带来某些精神压力，以至于一些人在休假结束上班时出现了不该有的负担。这其实是休假引起的压力带来的负面效果。要知道，休假本身是有益健康的，而且能提高幸福感。所以建议大家制订旅游计划时，要做到轻松舒缓，不要制订一些会让自己焦虑不安的计划。能给自己留下美好回忆的旅程是没有什么压力的，轻轻松松的旅程带来的幸福感也会持续到休假结束。

该研究认为，为了预防可能出现的压力负担，我们制订的旅游行程不要紧凑密集，而是要宽松舒适，最好能找到熟悉当地情况的人咨询一下与旅游相关的信息。该研究称，从休假结束后的幸福程度来看，休假时间的长短与幸福度没有关系。因此，该研究结果建议，比起一年休一次长假，倒不如把长假分开，多休几次短时间的假期比较好。

也许很多日本人很难有时间去休假，甚至休假途中还必须要检查工作邮箱。但是，即使无法休整周的假，也可以选择周五或是节假日前后的时间来休假，这样假期的时间也会比较长。休假期间把工作邮箱设置成自动回复，让别人知道自己正在休假，无法正常回复工作信息，也可以想想其他办法，保证自己休假的时间和质量。我们要把休假也当作"必做的工作"，争取时间让自己的身心获得充分的休息。

4. 商务人士在出差期间的健康管理

现在，**有关商务出差引发的健康风险逐渐受到人们的关注**。经常因公乘坐商务舱出差的人也许觉得能出差本身就是一种身份地位的象征。

但是，近些年，频繁出差的人健康风险增加的现象愈发地引发人们的担忧。

有关这个领域的研究也是近些年开始逐步增加的，所以目前还没有充分的科学依据。但是从整体来看，出差较多的人的健康状况明显要比出差少的人糟糕。**具体表现为较多的出差会影响身体胆固醇值以及表示肥胖标准的 BMI，而且这些人倾向于对自己的健康状况评价较低**。对自身健康状况进行评价的专业术语叫作"**健康自评**"。健康自评就是对自己的健康状况是好是坏的认识。有研究称，健康自评与本人的健康状态和死亡也有关联性。

人在出差期间，吃不到平常的三餐，营养状况会变差，出现睡眠不足（尤其是要倒时差的出差）、运动不足的情况，这有可能增加肥胖、心脏病等疾病的风险。反复出现的时差综合征会妨碍正常睡眠，增加患失眠症的风险。有研究报告称，人体内生物钟长期紊乱会影响以后的大脑认知机能，导致精神劲儿下降、代谢机能和免疫功能异常，增加患上抑郁症的风险。

在精神健康方面，人们在出差期间往往要面对完全陌生的环境，容易感到孤独。有报告指出，经常出差的人会出现过度摄入酒精、抽烟、睡眠问题或抑郁症等情况，精神层面的风险有增加的趋势。

虽然出差与慢性病、精神上的健康风险的关联性还有待进一步研究，但是我根据现有的研究结果，考虑了几个出差期间健康管理的对策。

（1）以一般生活习惯＋特别计划来对应出差期间的饮食和行动

其实在本书《习惯》一章也讲到过，出差期间很难保持健康饮食和作息的原因在于：行为习惯上的重要元素（环境和状况）以及时机等时间方面出现了异常。因此我们要注意出差会让以往非肉习惯饮食[1]和运动等健康习惯很难继续下去。因此，我们来设定一个专门应对出差的"健康式默认项"。

比如说，出差期间，用餐时注意有意识地去多摄入一些自己不愿意摄入的蔬菜和水果。也许有些人每次出差都会在应酬饭局上多喝几杯酒以便放松心情，但是我们还是要尽可能地保持与平常差不多的饮食生活。因为是出差，工作很忙，很多人还因为应酬吃不到自己想吃的一日三餐。我们不妨试试吃点酒店的自助餐，调整一下出差期间的饮食，毕竟酒店的自助早餐可以比较自由地选择食物。

在出差地，即使经常运动的人也容易出现运动不足的情况，连我也不例外，不是忘记带瑜伽垫就是觉得太累了不想动，反正在出差期间总能找到各种理由翘掉平常每天都要做的瑜伽运动。

每次和哈佛大学的教授们出差时，最让我佩服的是他们总是选择

---

1 即素食主义。

住在带健身房的酒店。如果条件允许的话，他们还要求"酒店附近要有能慢跑的区域"。而且，他们一到酒店，大白天就换好衣服陆陆续续地出酒店跑步去了，每次出差，他们都注意尽量保持和"平常的生活"一致的作息。我甚至从来没见过他们会趁着出差去大快朵颐或一醉方休的情况。

如果你出差期间还想坚持运动，自带常用的"道具"也是一个行之有效的方法。

上面提到的哈佛教授出差总带着自己的运动鞋和棒球帽。我也会把瑜伽垫塞进行李箱，方便旅途中做瑜伽和拉伸运动。如果在某地出差一周，我也会找找当地瑜伽练习室，尽可能地创造条件不让自己中断锻炼身体的习惯。

（2）预防时差综合征的科学依据

出差或到海外旅行的人也要注意时差综合征。另外，有些人在海外旅行结束后回到工作岗位，还是无法消除时差错乱，依然会影响到工作。可能我们不太了解，有关预防时差综合征的科学论点也在逐步地增多。时差综合征会引起过早睡醒或晚上睡不着觉等典型的睡眠障碍，也会引发消化不良、食欲不振和头疼等生理上的症状，造成白天无法集中精神工作，让人焦躁不安。

我们知道，预防时差综合征关键是在睡觉和休息上有恰当的时长和时机。在科学定义上，短时间内超过三个时区（如果从东京往西就是印度以西的区域，如果是往东就是斐济以东的区域）以上就会感觉到时差综合征的症状。

另外，如果想消除因时差而导致的睡眠质量下降的问题，我们可以用超出的时区数量乘以三分之二，得出的数字就是倒时差需要花的时间（比如东京和伦敦差 9 个时区，那么倒时差大概要用 6 天）。

（3）利用光线调整睡眠，注意摄入的食物

人们说可以在出差前几天就慢慢做好准备，去习惯出差地的时间，防止出现生物钟紊乱的现象。但是，如果只是三天以内的短途旅行，也不需要勉强自己去适应当地的时差，我们可以根据出发地的时间，适当午睡或缩短睡眠时间。为了尽早适应目的地的时间，可以利用光照来调节生物钟。

如果是坐飞机，要注意按目的地的时间调好时间。按目的地的时间，晚上睡觉，白天起床。在当地的晚上，不要过度受到手机、荧幕等光照的刺激，让自己尽早入睡。如果睡不着觉，可以让意识聚焦到呼吸上，注意缓慢呼吸，也可以听一下海浪声、白噪音等大自然的声音或者治愈系的轻音乐等，给自己创造一个放松舒适的环境。

旅途中的压力也会带来生物钟紊乱和疲倦的问题。因此，最重要的是要有一个非常好的旅行计划和充分的准备。另外为了尽可能地让本来就不怎么稳定的睡眠保持正常状态，我们要避免摄入含咖啡因的茶水饮料和酒精，注意多喝水或在其他膳食中充分补充水分。咖啡因和酒精不仅会妨碍睡眠，还可能引起脱水症。不过，有关食物与时差综合征的关系上，目前的科学依据还非常薄弱。

虽然一些结论还有待进一步研究，但是从有关睡眠的研究结论上看，有建议称乘飞机时最好吃一些富含膳食纤维或容易消化的食物。个人很难去调整机舱内的光照或飞机餐，所以我们最好在出差前提前准备好眼罩、降噪耳机和自己吃习惯的可口的食物等。

（4）注意非旅行引起的时差综合征

时差综合征的英语为"Jet Lag"，现在出现了一个叫作"社会性时

差综合征"的概念。这一概念指的是即使不出差，还在原有的生活圈内，但因为出现类似超出所在时区的睡眠模式，而引起的时差综合征。

因工作加班到深夜，就寝时间推迟或是彻夜不睡的人，或是不得不上夜班的人有很多。如果出差而引起的时差综合征只要按当地的日出日落时间作息，就自然能调节好生物钟，那么社会性时差综合征是从原有场所发生的，要比实际的倒时差更难调整和改善。

本节开头提到了睡眠模式有包括遗传因素在内的个人因素的差别。睡眠模式大致可以分为清晨型、夜晚型和中间型（介于清晨型和夜晚型之间）三种模式。

据一项研究报告称，如果一个人原有的睡眠模式与生活中的日程安排（比如早班或夜班、上学上班时间等）有错位的话，就容易受到社会性时差综合征的困扰。例如，一个原本是夜晚型睡眠模式的人，不得不去过长期早起的生活，这就会造成日程安排与睡眠模式不相符的情况，这显然在肉体和精神层面都是有害健康的。其表现为白天疲倦不堪，总是打瞌睡，做什么事都不上心等短暂性症状，长此以往会逐渐地变成与记忆力、学习、免疫力相关的机能障碍等中长期性症状，最后甚至可能出现肥胖、心脑血管方面的疾病或抑郁症等长期性的症状。

社会性时差综合征也与是否养成好习惯有关系。一项以 65 000 人为对象的研究发现，比起社会性时差综合征不明显的人来说，那些具有强烈症状的人更容易出现吸烟、喝酒、摄入咖啡因等刺激物的情况，也容易出现不健康的行为习惯。

另外，有研究表明，社会性时差综合征也能预测相当于肥胖指数的 BMI。该研究的实验对象中有七成有社会性时差综合征。这里的社会性时差指的是个人原本的睡眠模式和生活工作的时间有一个小时的错位。比如说原本早上 7 点起床、晚上 11 点睡觉的人因为上学或上班需要 8 点起床、晚上 12 点睡觉。

以往的研究认为，**个人的睡眠模式是很难控制的**。与其调整睡眠模式，倒不如逐渐让身心适应生活日程安排的节奏。该研究报告建议，像那些夜晚型的人必须早起时，可以多晒晒太阳，走向阳一侧的路去上班，或是在向阳的地方吃早餐，尽快让身体苏醒，才能促进好的睡眠。

相反，因为早起而天黑就瞌睡的人，可以从下午到傍晚多晒晒太阳，这样能避免傍晚睡意来袭。清晨型和夜晚型与个人的睡眠模式有关系，因此勉强夜晚型的人养成早起的习惯也不一定合适。对于个人来说，拥有与自然的睡眠模式相协调的生活作息是最理想的。如果很难协调的话，可以多利用太阳光，多调整唤醒身体的时机。

一天当中，睡眠花费的时间不短。关于睡眠问题，我们不应该简单理解为睡眠不足。好好休息是影响健康的一大要素，对我们的身体、精神、生活和工作上的行动表现会带来很大的影响，我们要积极地研究和实践。

小 结

第6章

☞ 睡眠很重要，它能帮助我们保持身体健康，维持大脑和情绪的健康状态，同时与清醒期间的生产效率密切相关。

☞ 在睡眠问题上，环境（卧室环境、住宅周边的环境、工作环境）、社会（家庭、婚姻状况、与伴侣的关系、工作和家庭之间的平衡把握）、个人（年龄、压力水平和膳食摄入等行动上的要素）这三要素是相互影响的。

☞ 住宅和卧室环境、父母的状况（包括工作、收入等社会经济环境）、亲子关系、父母的健康状况等对孩子的睡眠实践和质量也可能有影响。

☞ 个人层面能做的事有：①要固定起床时间；②注意摄入的食物；③设置特殊的锻炼身体的动作，让自己能舒适入眠；④做一番让心静下来的"仪式"。

☞ 现在，有关商务人士出差引发的健康风险逐渐受到人们的关注。可用普通生活＋出差期间的特别习惯计划来对应。出差期间吃饭时应注意有意识地去摄入一些容易减量的蔬菜和水果。在运动方面，把创造运动条件的"道具"塞进行李箱，在出差途中建立特别的运动环境。在预防时差综合征上，在恰当的时间进行恰当时长的睡眠和休息是很重要的。

☞ 要注意非旅行引起的社会性时差综合征。这一概念指的是即使不出差，还是在原有的生活圈内，但因为出现类似超出原有时区的睡眠模式，而引起的时差综合征。有研究称这对健康和健康习惯的养成都有影响，所以有潜在此类情况的人也需要注意。

方案 6

压　力
克服压力、
舒展心灵的方法

发生了什么并不重要，
重要的是你如何应对它。

—— 爱比克泰德（古罗马斯多葛学派哲学家）

··健康问答··

为什么让心灵好好休息非常重要

本章我们来学习一下如何让心灵好好休息。首先就是我们该如何与压力打交道。人一旦有压力，由于神经物质的作用，不仅会出现抑郁症等精神上的疾病，还可能引起高血压、免疫机能下降。另外，**压力是阻碍健康习惯的形成、助长不良生活习惯的固化的一大要因。**

在本书其他章节也提到过，如果一个人比较情绪化，则很容易出现有害健康的行为习惯（参考本书第 8 章《情绪》），身体过度疲倦，一感到压力就容易重拾以前的坏习惯（参考本书第 3 章《习惯》）。

"健康安稳地活下去"是每个人的愿望，但这看似简单的愿望在执行阶段却显得困难重重，甚至感觉得花一辈子的时光去吃苦修行一般。

当然，能消除掉压力是最理想的。即便我们万事都要"消除压力"，但其实只要我们活着，就很难在零压力的状态下度过每一天。我基于过去的研究分析，给大家介绍一下如何减少日常生活中的压力以及需要注意的关键点。

方案 6 压力 第 7 章

不良的习惯对压力也有很大的影响

我们看看表示压力与疾病关系的图 12。首先，当人们感受到压力时，会估计该压力的大小，看看自身是否有应对的能力，然后判断自己身心的压力是积极的还是消极的，还是对自己没有影响。经过这一思考过程后，如果觉得是"消极压力"，情绪上会产生消极反应，从而对生理上和行为上都产生影响，最后就会影响到健康。我们往往将压力和健康的关系过渡到压力在生理上的影响。但是从图 12 来看，压力也会影响行为，这种影响多次积累后就会带来患病风险。

从压力和行为的关系可以看出，有压力的话，抽烟和喝酒的量就会增加。

美国有一项研究调查了 452 名长期从事护理工作的人的压力和健康状况。该调查的背景是：在美国，护理工作会给肉体和精神带来很大的负担，但收入并不多。调查结果表明，**同时承受家庭生活和工作两方负担的人，与那些没有两方面负担的人相比，抽烟率上升了 3.1 倍。另外，其他研究也发现，工作压力对家庭生活产生影响的人，他的酒精摄入量和患病情况也会增加**。如果家庭生活影响到工作的话，也会带来抑郁症、高血压等疾病。

有众多研究表明，压力与抽烟喝酒等给健康带来风险的行为有关联性。有报告提出，在这种情况下，尤其是男性，还会出现极端的酒精量摄入以及肥胖的现象。

另外，还有报告称压力也可能会影响食欲和对食物的选择。当人们感受到压力时，会出现暴饮暴食，以及渴望汉堡、炸鸡等快餐油炸类食品和甜食的倾向，最后会较多摄入垃圾食品或含糖量较高的点心类食品。

哈佛大学的一位教授曾说过，他平常非常注意饮食，但是如果坐飞机时间太长，便会觉得有压力，不知不觉就在机场吃起了快餐食品。

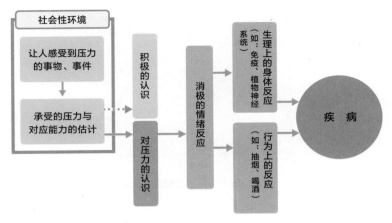

图 12　压力与疾病的关系

出处：：根据 Kubzansky LD, et al. Affective states and health. Oxford, U. K. : Oxford University Press; 2014 改制。

尤其是美国，人们经过长途旅行后会产生较多压力，途中想做休息调整，因此机场、高速路的服务区等地方就有密密麻麻的汉堡炸鸡快餐店。当然，这些快餐店可能是为了让大家简单迅速地补充能量，但是从人的健康行为特性来看，这个"想吃就恰好能吃到"未免太过合乎人性，不禁让人起鸡皮疙瘩。

并非所有压力都有害

在很多人眼中，压力都是消极负面的，但其实并非所有的压力都是有害的。就像俗语常说的"狗急跳墙""兔急咬人"，很多人在工作截止日期前反而干劲十足，能发挥比平常高几倍的专注力来完成工作。

为克服某些困难而在短期内发挥力量的压力被称为积极压力，英语是"eustress"。长时间的过度压力，甚至将接纳或克服压力的力量都夺取的压力被称为消极压力，英语叫作"distress"。图 13 就是压力和焦虑的程度与人的办事效率之间的关系。

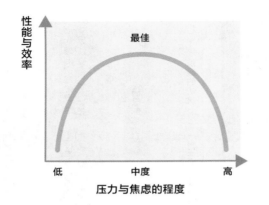

图 13 积极的压力与消极的压力

出处：Vigoda E. Stress-related aftermaths to workplace politics: the relationships among politics, job distress, and aggressive behavior in organizations. J Organ Behav. 2002;23(5):571 – 91.

　　不同的人对压力的处理方式是不同的。虽然现在还不清楚这种差异形成的机制，但是善于处理压力的人一般来说都是能控制压力的人。研究发现，这些人不常生病，而且请假的次数也比较少。也有报告称，能否获得他人在情感上的支持与能否顺利处理压力也有关系。至于多大程度的压力是积极的压力，为什么不同的人对压力的处理能力有差距等课题还处于研究阶段。但是研究也发现，抗压能力高的人在压力处理能力和获得他人情感上的支持上有共同点。

为什么压力会影响人的行为和习惯

　　接下来，我们来看看被人们叫作"有害压力"的消极压力。为什么压力会影响人的行为和习惯呢？这其实涉及很多身心机制。

　　第一，当一个人感受到压力时，即使他在行动上有目标，也会无视该目标，出现平常（以前）习惯性的行为模式。另外也有研究提出，当人们背负压力时，决策力有可能会下降，无法集中注意力去深入思考问题。

为了制造出意志力不起作用的状态，研究人员做了一项实验。首先，实验人员要求被试者从巧克力牛奶和橙汁中选一个当奖励品，然后要求被试者把选中的饮料喝掉。之后，实验人员要求一部分被试者把双手放进冰水中 3 分钟。对很多人来说，把手放进冰水里绝不是什么舒服的事。这就人为制造出一种"受压状态"了。

手从冰水中抽出来后，实验人员又让被试者从饮料中选一个当奖励品。感受过"人造压力"的被试者表示"刚刚的饮料已经喝得太多了，不想再喝同一种饮料了"。但是，这些被试者选择同一种饮料的倾向依然很强烈。相反，没有受到"人工压力"的被试者能避开选择自己不想选择的饮料。这只是一个案例。也就是说当人们感受到压力后，即使是自己的目标或自己想要开展的行为，最后也会被拉回原先的行为或习惯性的行为中去。

这类行为是压力引起的神经系统的机制作用所引起的。如果单看此类行为，我们可能觉得不可思议，但是从身体的运行机制来看，这类行为恰恰是身体对压力直接反映的证据，从某种意义上看这也是"合情合理"的结果。而且，压力会引发愤怒、悲伤等情绪的波动，这些波动又会制造各种状况去妨碍健康习惯的形成。这些将在本书第 8 章进行详细说明。

••方法落实••

1. 按职业类型划分的压力——工作控制权与需求标准决定工作压力

首先，我们来想想应对工作压力的方法。如果你从事与公共卫生相关的工作，就知道什么职业容易患上什么疾病，在工作上应该注意哪些行为习惯等。

有一个著名的模型根据不同工作（职业），划分出了几类不同的、容易出现的不良行为和疾病。因为我的研究和工作多涉及职业健康方案的开发，会采访到不同行业的职场人，也有机会去造访各个岗位现场。我惊讶地发现，很多职场现象符合该模型的内容。所以，我认为如果以该模型为基础，按照不同行业岗位的特征采取不同的保健措施，可以达到更好的效果。另外，如果一个人能在工作中多加注意那些容易出现的健康风险的项目，也能更好地预防疾病，更快找到方法戒掉不利于健康的坏习惯。

　　我们来迅速看一下图 14，这是麻省理工学院社会学家罗伯特·卡拉塞克（Robert Karasek）教授提出的工作控制—需求模型。该模型将工作分为四大类，用于表示人们对工作压力的不同感受。该模型基于在工作上的控制权（控制权的高低）、工作需求标准（需求高低表示），将不同职业分为 4 类。

　　比如说工作控制权指的是从事该工作的人是否能自主决定休息日或休息时间，是否能自由决定工作方法和推进方式，是否有权限决定当日工作的处理度或消化量，同时也与是否有收获知识、锻炼和活用自身能力的机会相关。

　　判断一个工作的需求标准高不高，可以看看日常工作的"速度"和"压力"。

　　比如说，有些工作时间紧、节奏快，总是被截止日期追着往前跑，有些工作要不停加班才能赶上交付日期。这类工作属于需求较高的工作。另外，有些工作容易受他人的日程进度的影响，必须按他人的工作结果来调整自己的工作，很难按自身条件安排工作日程和进度，这类工作也属于需求标准较高的工作。

　　相反，有些工作交付周期较长，可以按自己的节奏推进，这类工作就是需求标准较低的工作。这并不是说工作的好坏，而是用需要标

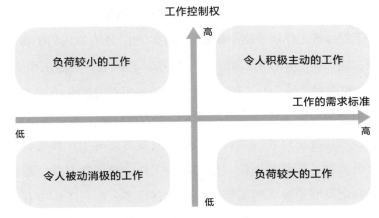

图 14　工作控制—需求模型

出处：ichiro kawachi《命の格差は止められるか─ハーバード日本人教授の、世界が注目する授业》日本东京 小学馆 2013 年出版。[1]

准高低表示不同的工作类型和特性。该模型在此基础上将工作分为以下四种类型：

工作控制权高、需求标准高、令人积极主动的工作；

工作控制权低、需求标准低、负荷较大的工作；

工作控制权高、需求标准低、负荷较小的工作；

工作控制权低、需求标准低、令人被动消极的工作。

这个模型之所以有划时代的重大意义，就在于该模型使用了专门的调查问卷，测定每个象限中的工作压力，明确表示出哪些行为习惯有患病风险或容易患上哪些疾病。我们来分别看看每一个象限的内容。

（1）积极主动的工作——重心全放在工作上，不注意健康

这个象限的工作属于控制权大且需求标准高的工作。每天被截止日期和工作压力追着往前赶，担负的责任也很大。从好的方面来说，这类

1　本书尚无中译本。——译者注

工作成就感大，多受众人追捧。**公司管理层、医护人员、学校教师、消防员、工程师等工作属于这一象限**。除此以外，还有农民的工作也属于该象限，他们的工作控制权较高，可以按自己的节奏决定工作的快慢，另一方面也受到气候、天气和产品上市时机等因素的影响。

从积极的一面来看，从事这类工作的人可以在工作中收获新知识，掌握新技术，继而以此为跳板，接触控制权更高的工作或是晋升转岗到能自由控制工作量的岗位。他们能在工作中越做越有劲，越做越有激情，能全身心地投入到工作中。但也有很多人虽在工作中有自主决策权，却因工作需求标准高，总被交付日期和时间进度追着赶工，生活重心全部围着工作转，愈发感到每天的压力很大。

如果一个人能在每日的工作中享有成就感，并能通过工作获得个人成长，那么他就能从工作中汲取积极向上的能量。相反，如果一个人在工作上常常被交付日期和时间进度追着跑，面对工作和对接工作的同事、客户，感到巨大的精神负担和时间压力，那么他很容易感到焦虑不安，无法放松心情。这就是为什么有很多人容易染上抽烟、酗酒的坏习惯。也有一些人由于过度重视工作而忽略了自己的个人生活和身体健康，比如医生和消防员常常会碰到染病或遭遇事故的工伤。

（2）高负荷工作——常与紧张情绪作斗争

此象限中的职业自我决策权低且需求标准高，其特征是精神压力很大。虽然工作需求标准高，但该象限的工作与积极主动的工作象限没什么区别，依然是被进度、交付日期或指标追着跑。不过不同的是，这类工作控制权较小，致使人想休息的时候不能休息，无法控制工作量和工作节奏。另外，由于决策权限较低，很少有工作成就感，工作热情也不高，最终导致工作效率下降。这一连串的问题会给人带来精神压力，容易形成不良习惯或患上疾病。**一般来说，有销售指标的销**

售人员、餐厅服务生、加油站工作人员、工厂操作工、客服人员、数据输入操作员等会出现这种情况。

从身体健康风险指数的角度来看，该象限的职业是四个象限中风险最高的一类。由于重复性的体力工作较多，从事这类工作的人会有患腱鞘炎或腰疼的风险。从心理健康指数的角度来看，由于在工作上没有成就感，他们认为工作成果影响力低，精神压力大，有明显的抽烟、酗酒和暴饮暴食的倾向，再加上不能自由把控作业全貌，工作定额指标高，交付时间紧张，很难充分保证正常的三餐时间和作息时间。这种环境变成了滋生精神压力和不良习惯的温床。长期地抽烟、酗酒和暴饮暴食可能导致身体出现各种慢性病。据有关报告称，从事该象限工作的人比其他象限有更高风险患上心脏相关疾病。

（3）低负荷工作——工作是保持健康的秘诀

该象限的职业是四个象限中压力最小的。这类工作的特征是工作控制权高，精神上的需求标准较低。而且该象限的工作在一定程度上可以自由调整进度快慢，并没有太多被交付日期追着赶工的情况。另外，同积极主动的工作一样，该象限的很多工作可以运用自己收获的知识和技能朝高阶发展。很多人对工作有成就感，对待工作积极热情。从事这类工作的一般有建筑师、编程人员、大学教授、作家或画家等。从事该象限的工作的人能把握好工作与家庭两者之间的平衡，依靠工作完善生活节奏，而且工作本身也是保持健康的秘诀，容易形成较好的平衡感。

另外，该象限的工作引发的疾病或事故也比其他象限的少。需要注意的一点就是，该象限的工作需要独自一人完成的时间比较长，工作节奏缓慢，容易让人出现孤独和疏离感。在这类工作中，比如说身为建筑师还经营着自己的公司，身为大学教授还担任着某些单位的经理等职位，除了要设计要做研究以外，还有很多时候必须处理日常事务（能动性的象限中常出现的工作）。由于有两种以上象限要素的存在，这类人可能会感受到其他形式的压力。从事该象限工作的人可以多和工作以外的人积极接触，这样可能比较好。

（4）被动性的工作——无刺激而出现的回报

该象限工作的特征是工作控制权低，精神性要求也低。因为工作需求低，工作期间刺激较少的时间就会变长。因为工作控制权低，很难自己主动进行某些活动，所以很多时候会觉得很无聊。因为轮班制，上夜班的人也比较多，**比如说保安（特别是夜班的）、公司机构中的接待员、卡车司机、快递员和大楼清洁工，等等。**

因为是被动性的工作，很多工作是"非主动的"，缺乏刺激致使容易产生压力。另外，这类工作活动较少，长时间保持同一姿势，有些人会出现腰疼或其他身体部位的疼痛。缺乏刺激也容易使人焦虑不安，患上抑郁症。尤其是上夜班的人容易出现失眠症。另外，从事该象限工作的人很多也会抽烟喝酒，形成追求刺激的不良习惯。对于从事该象限工作的人，不要用抽烟喝酒等不健康习惯来填补工作上的"刺激不充分"，而是应该靠锻炼身体等健康的刺激来填补，这才是他们保持健康的秘诀。

本书中的例子是原模型中的已知行业工种。如果你没有上班，不妨考虑一下自己的理想职业属于哪个象限。

比如说，农民的工作属于能动性的工作，但是不同的季节工作的性质可能发生变化。即使是同一家公司的同一种工作，职务或职位（管理层、新入社员工等）不同的话，可能适用的象限也不同。不同象限的工作类型，会引起不一样的健康习惯和疾病，因此，要根据自己工作的状况，想想该注意哪些地方。

2. 理解男女差异，减少家庭生活的压力

接下来，我们来看看家庭生活中出现的压力。其实简单来说，减少家庭压力的最佳途径就是理解男女对压力的感受是不同的。

在工作压力和健康的关系上，有研究指出，无论男女，压力与糖尿病、心脏病、失眠的风险升高都有关系。进一步来讲，男女在工作控制权上就有明显差距。比如说在心脏疾病方面，**男性在工作控制权上力量越低，心脏疾病的发病率就呈现越高的趋势**。女性则没有这类趋势。**如果是能动性的工作，女性如果在工作控制权上力量增加，精神的需求标准较高，那么心脏疾病的发病率就会呈上升趋势。**

另外，**有研究发现，女性在家庭中的控制权降低后，心脏疾病的发病率会有升高的趋势**。家庭的控制权降低后，在 6 年间，女性的心脏病发病率增加到约 2.6 倍。男性中并没有发现这个趋势。在有工作的男性中，即使工作种类相同，处于管理层的人也要比从事体力劳动或职位较低的人患上脑卒中的人数少。身处高管职位的女性，要比非高管的女性在患脑卒中的风险上更高。**研究表明，女性在社会中所处的担负责任的位置越高，就越容易出现压力，从而有可能会损害健康**。该研究认为，之所以这方面男女出现差别，可能是因为女性的家庭责任和家务较多，在把握家庭和事业的平衡上会产生压力，同时社会上的性别歧视等也会对她们产生影响。

随着日本有关扩大女性雇用及升迁机会的相关措施的推行，如今，越来越多的女性开始从事有更高控制权和更高需求度的工作，前面提及的各项相关研究也为此提供了宝贵的数据。从这些数据来看，如果工作需求度较高的高管女性为家庭和事业的平衡而烦恼不已，那么与处于同一状态的男性相比，她们的健康风险很可能较高。从健康的角度来看，我们首先要理解男性和女性对压力的看法有差异，必须采取各种措施，不断减轻女性压力。

在此背景下，我认为要多从"如果能消除女性压力"的角度来看待家庭对她们施加的压力。

那么，在家庭生活中我们如何才能减轻及消除女性的压力呢？

图 15 是日本男女不同年龄段做家务的时间。从图中可以看出，无论哪个年龄段，女性做家务的时长相对男性都呈压倒性趋势。与 5 年前相比，男性每天做家务的平均时间是 51 分钟，增加了 7 分钟；女性是 3 小时 24 分钟，减少了 4 分钟。

图 16 是育有不到 6 岁儿童的夫妇家务时间的变化图。虽然随着年龄的增加，男性做家务的时间也在逐渐增加，但是与女性之间的差距还是非常明显的。

同样在日本，平衡家庭和事业的困难对女性来说也是压力，而且与抑郁症有关联。

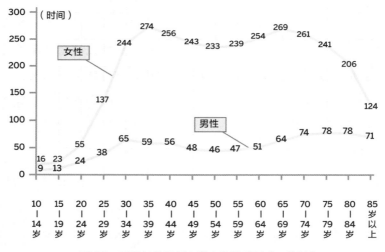

图 15　不同年龄段男女做家务的时间（一整周）

出处：以日本总务省统计局公布的 2021 年社会生活基本调查数据制作而成。

＊ 根据该报告，家务时间指的是，将做家务活、看护老人、养育幼儿和购物活动换算后得出的时间。

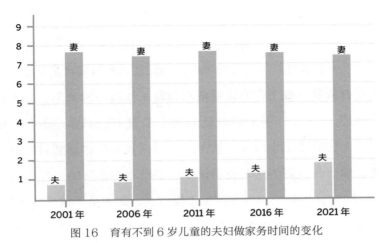

图 16　育有不到 6 岁儿童的夫妇做家务时间的变化

出处：以日本总务省统计局公布的 2021 年社会生活基本调查数据制作而成。

* 根据该报告，家务时间指的是，将做家务活、看护老人、养育幼儿和购物活动换算后得出的时间。

3. 消除压力的方法

　　本章介绍了压力产生的机制以及压力对习惯和健康的影响。最后我们来介绍一下消除压力的对策，也就是在现有的研究结果的基础上具体说明我们该如何应对压力。

（1）无法改变工作内容那就改变工作方法

　　有关不同行业的不同压力感受度的模型，也就是工作—控制需求模型中出现了与压力有关的两个关键词——**工作控制权的有无、工作需求度的有无**。工作控制权主要包括自己是否能控制工作，是否渴望增加工作相关知识、提高工作技能以及工作价值。

　　日本有一家清洁公司叫作株式会社 JR 东日本科技之心 TESSEI，凭借其优秀的团队合作精神，在短时间内就能把日本新干线打扫得锃光瓦亮、一尘不染。这源于一个让清洁员对工作感到非常骄傲自豪的职场氛围。这家公司的公司环境也因此蜚声海外，连哈佛大学商学院的

第**7**章
方案 6 压力

教授们也来参观考察。实际上，这家公司营造公司环境的案例也被写入了哈佛大学商学院的教材。这个绝佳的案例说明，就算我们不能改变行业或职位，也可以从自己的工作上找到意义和值得自豪的地方。

确实有依靠改变工作方法而成功减轻工作压力的案例。如果你从事的是在图14中工作控制权较低的两个象限中的职业，那么关键就在于你在无法改变工作内容的情况下是否能找到让你感到有价值的工作方法。瑞士著名豪华汽车公司沃尔沃的汽车整车厂的工作是典型的"高负荷工作"，但是沃尔沃靠改变工作方式，加大员工的工作控制权，成功减少了员工的工作压力。

沃尔沃整车厂原先靠传送带让单人组装单个部件，但是现在是靠一个团队来完成整个汽车的组装。这种组装方式可以增加操作员工之间相互理解的机会，也增强了各自的责任感。之后，工厂把产品的点检也交给了每个员工。也就是说，工厂转换了工作方法，让员工的认识由"我只是流水作业环节的一小部分"转换为"我们每一个人都是团队的重要组成部分"。

在实验中，实验人员对操作员工的肾上腺素进行测定，调查了压力的影响。结果发现，虽然团队操作方式和传送带的单人操作方式对生产效率没有影响，但是团队操作方式中员工的压力呈下降趋势。特别是下班回家后，团队操作方式的员工肾上腺素下降（压力消失），但是传送带单人操作方式的员工肾上腺素依然不变（把压力带回了家）。同时研究发现，团队操作方式的员工整体士气上升，缺勤的情况减少，呈现出了积极的效果。

工作方式的灵活度也对压力有影响。美国有研究发现，灵活的工作方式除了对个人的压力有影响外，在商业角度也有积极的效果。比如说，有报告称，美国联合包裹运送服务公司（UPS）依靠给员工提供灵活的工作方式，提高了17%的工作效率。美国连锁会员制仓储量贩店开市客（Costco）也因此降低了多达三分之一的离职率。

另一个可以改变的是职场氛围。近些年，美国大众媒体常常提到一个名词"Fear-based workplace"，意思是基于恐惧的职场。媒体逐渐关注到，让人提心吊胆的职场和不让人提心吊胆的职场对员工工作效率和压力的影响是不同的。实际上，确实有报告指出，员工一旦被要求讲职场政治，在工作上就会焦虑不安，压力和疲惫感会增加，出现士气低落、生产效率降低等负面倾向。

从常识来看，一团和气的职场氛围与让人提心吊胆的职场氛围，员工在不同氛围下表现出现差距是不言而喻的。虽然还没有什么科学依据能表明我们该采取什么措施改善后者的状况，但是，存在几个途径能让人超越位置、立场，去建立一个和和气气的职场环境。

比如说，在公司处于较高管理职位的人可以多信任部下，把工作上的决策权拿出一部分交给他们，这样做可以提高他们的工作士气。再比如说，同事之间多多带着笑意，相互打招呼，专门设置某一特定的时间段来让员工之间联络感情，多个人组成团队朝着共同目标前进，等等。这些创造良好职场氛围的方法是轻松就能做到的，也不需要改变工作内容。

如果你的工作让你感受到压力，那么不妨回首过往，想想自己的工作对于世界、对于社会具有什么意义。如果你能看见自己的工作成果在某处为某人提供了帮助，我相信你的心态也会发生转变。另外，在组织机构中负责联合与团结管理层和员工的人，也要重视将工作的意义和价值传达给全体员工。

（2）与其减少做家务的时间，倒不如消除女性的负重感

上面提到了在做家务上男女对压力的感知是完全不同的。因此，在减少女性压力的对策方面，消除女性的负重感是非常关键的。为了减少

女性的家庭压力，要让女性感到"男性与自己承担着相同量的家务"。在家庭重要事情上，女性要有决策权，而男性也要分担家庭事务。

在家庭事务的分担上不必按时间来算，**最重要的是让女性感受到"男性也在分担家务"**。也就是说，与其去减少做家务的时间，倒不如在做家务的频度上下功夫，让男女做家务的比率一致。研究也表明，让女性感受到"男性与自己分担相同量的家务"这一点很重要。

对于女性来说，不是长时间做家务，而是"没有人给我帮忙，只有我自己一个人做家务"的这一感受给人带来负担。比如说，家务中零零碎碎的小工作，还有一些扔垃圾、打扫浴室、换灯泡、开车外出买东西、除草、给自行车打气、浇花等一些花不了 10 分钟的小家务。**减少女性家庭压力的关键不在于压缩她们做家务的时间，而是给予她们"有人跟我一起分担家务"的感觉。如果男性不知道怎么去帮忙，可以问问女性，让她给自己指派家务**。在事业和家庭两方面，男女应该相互支持，因此，最关键的是要理解到底是什么东西让对方产生了压力。

（3）不要和他人比较

美国有句谚语是：Compare and despair（人比人，气死人）。毫无压力地生活的诀窍之一就是不要和他人比较。可能大家不想听我上"道德课"。但确实有研究发现，和他人比较会造成非常大的压力，还有引发高血压的风险，在死亡率上也会出现差别。

对于一个人来说，最容易拿自己和他人进行比较的地方就是**收入和社会地位**。美国经济学家主持的一项实验中，实验人员测量了被试者对于自己与周围人的收入差距的感受会在多大程度上影响健康。

将被试者与他所在州的普通人，在收入、人种、年龄和学历等方面进行比较后，如果被试者认为自己在收入等方面较差，**也就是感到**

"自己与所在州的普通水平有差距"，那么，这种与平均水平有距离的"差距感"每增加 1 个区间，死亡率就会上升 57%。除了死亡率外，抽烟率、肥胖率、接受医院精神科室诊疗的概率也会随着这个差距感的增强而增加。

除了金钱以外，**当人们认为自我社会地位较低时也会感觉到压力。**在哈佛大学的一项研究中，实验人员让 42 名女性被试者与其他人沟通，当对方摆出一副不可一世、高高在上的样子（也就是让被试者感到自己的社会地位较低）时，与当对方的态度友善（也就是让被试者自尊心增强，感到自己的社会地位较高）时，实验人员来观察两个不同境况中被试者的心肺机能变化。结果发现，实验刚开始时大家的血压差不多一样，但是当被试者感到自己社会地位地位较低时，被称为收缩压的高压就上升了。虽然这是短时间实验中出现的情况，但是哈佛大学的河内一郎教授认为，这种长时间、持续性的压力对健康的影响是不可估量的。

（4）善于利用应对压力的放松反应

放松反应可以增强人们应对压力的能力。有报告称，包括呼吸法、身体扫描法（聚焦身体的一点，清除疼痛等感觉）、正念冥想、瑜伽或气功等体力活动、信仰某些宗教的人反复诵咏的经文等词句（咒语等）可以缓和压力和紧张感，可以减轻焦虑、抑郁倾向，甚至有时候还能减少疼痛感等。

以我们可以简单控制的呼吸为例：慢慢地吐气、深深地吸气的腹式呼吸法可以缓和快速的心跳，降低血压，让人的心绪稳定下来。如果内心充满愤怒或哀伤，可以做 5 分钟或 10 分钟的腹式呼吸，能让心绪平静下来。另外，结束了一天的工作，在睡前用 15 到 20 分钟的时间集中进行深呼吸，可以释放身心的紧张感。

（5）锻炼身体

可以做一些简单的运动，锻炼身体也是缓解压力的方法，特别是**瑜伽和气功**对放松很有效果。美国的一项研究称，**两年间每周进行一到两次瑜伽练习的女性，要比不进行这种练习的女性能更早地从造成压力的状况中恢复过来**。人体中有一个被称为白细胞介素 -6 的细胞因子，与压力有关系，它同样也与糖尿病和心血管疾病有关系。研究人员对比了在引发压力的状况出现前后该细胞因子在女性身上的比例，结果发现，每日做瑜伽功课的专家们与其他女性相比，后者有 41% 的人的血液中含有较多这种细胞因子，同时，与各种心血管疾病有关系的心跳数也是后者偏高。

运动有利于应对压力的其他原因，包括人体因压力而受损的地方可以通过运动来修复（具体就是运动有保护脑细胞和稳定情绪的作用），以及让人感到舒适的荷尔蒙（内啡肽）也可以增强应对压力的能力。

（6）善用情感的力量

汉语中有很多表示人际关系重要性的谚语，如"远亲不如近邻""有朋自远方来，不亦乐乎""海内存知己，天涯若比邻"，等等。每当听到这些谚语，就会忍不住感慨古人对人生的看法简直是一针见血、一语中的。我们知道，孤立感和孤独感也会给人带来压力，是人患病的一大原因。这时候我们可以寻求社交上的支持（通过人与人之间的关系而获得的支持），用人际关系来减少不安，缓解压力。

比如说有报告称，在 2011 年东日本大地震中，如果在地震发生前从他人处获得社会性的支持，那么地震后患上抑郁症的风险就要比没有支持的人减少 40%。

情感的力量不仅体现在精神层面上。综合分析各种研究后发现，在患病风险和死亡率等健康问题上，那些在人际关系上拥有浓厚情感关系的人要比没有浓厚情感关系的人平均多五成左右的优势，研究称："人，生来就具有社会属性。"

虽然都鼓励大家去建立良好的人际关系，但实际上人际关系也会给人造成压力。很多人觉得独自一人待着更轻松快活。我们不妨去参加一些社团组织，带着谦虚平和的态度看看能不能交到朋友。也可以根据自己的喜好和兴趣融入到别人的圈子中，如体育运动团体、烹饪班、志愿者协会等。我们可以多加入一些社团或兴趣小组中，即便在某个圈子人际关系处得不顺利，也可以继续在其他圈子开展活动。还可以参加当地的各种活动等，这也是接触和打开不同年龄层社交圈的契机。

不过，我们也不必勉强自己去拓展人际关系，珍惜现有的情感也是非常重要的。对有些音讯全无的友人，你不妨寄封信（有报告称感谢信可以给人带来幸福感）或是打打电话，迈开"珍惜情谊"的第一步。

小 结

第 7 章

☞ 压力是影响健康习惯、滋生不良习惯的一大要因。

☞ 并非所有的压力都是有害的。为克服某些困难而在短期内发挥力量的压力被称为积极压力，英语是"Eustress"。

☞ 当一个人感受到压力时，即使他原来在行动上有目标，此刻容易也无视该目标，出现平常（以前）习惯性的行为模式。

☞ 有一个著名的模型，根据不同工作（职业）划分出了几类不同的、容易出现的不良行为和疾病。该模型基于在工作上的控制权（控制权的高低）、工作需求标准（需求高低表示），将不同职业分为4类：令人积极主动的工作、负荷较大的工作、负荷较小的工作、令人被动消极的工作。

☞ 在家庭的压力问题上，理解男女对压力的感知有差异是非常重要的。特别是要想方设法消除家庭中女性的负重感。

☞ 如果很难改变工作内容，不妨考虑一下改变工作方法。

☞ 自己要掌握一套适合自己的放松的方法和锻炼身体的运动项目，以应对身心压力。

☞ 与人之间的情感有助于减轻压力，要善用情感的力量。

方案 **7**

情　绪
情绪创造健康

人之行为有三种根源：

欲望、情绪和知识。

—— 柏拉图（西方哲学家、思想家）

你的情绪是你的思维的奴隶，

而你是你的情绪的奴隶。

—— 伊丽莎白·吉尔伯特（美国小说家、新闻记者）

•• 健康问答 ••

健康的基石——情绪到底是什么

如果有人问你对于健康来说最重要的是什么东西，你会如何回答？

我想大家可能会说戒烟戒酒、戒掉、坏习惯、吃营养丰富的三餐、多锻炼身体、好好休息等。此外，与这些健康行为"整体"有着莫大关系的，正是本章要给大家介绍的"情绪"。在前面的章节中我们知道，包括很多我们自以为完全可以自我掌控的健康习惯或行为，也会受到周围环境的巨大影响。除了外部因素外，其实我们内心的情绪也对健康的行为习惯有着推动或阻碍的作用。

有研究称，积极的情绪对人的身心健康和健全的日常生活有积极的影响。反过来，长期慢性的生气、担忧和仇视等情绪，可能与血压升高和心跳加快有关联。然而那些从婴孩时期就开始拥有的情绪，那些对于健康习惯的影响有好有坏的情绪，我们却对其一知半解。

从健康的角度着想，我们在每日琐碎小事上的决策非常重要。**因为小事上一个接着一个的决策日积月累就变成了习惯**。从以下两个角度可以看出情绪对每日习惯的养成的重要性。

首先，情绪直接影响"制造行为契机"的决策。比如说，尝试参加戒烟治疗、为了增加每日身体活动量而参加走步小组、控制甜食的摄入，等等。

其次，情绪影响"保持某种习惯"的决策。保持健康的习惯会受到生活中一惯的情绪支配。比如说，恋爱关系长期不稳定的人可能容易产生不稳定情绪，容易感到忧郁、悲伤。职场压力过大的人容易焦虑不安。很多人都有过这样的经历，当一个人自身不安、悲伤或焦躁过度时，去健身房锻炼、保持营养健康的一日三餐等他平常坚持的健康行为也会中断。也就是说，如果稳定舒适的职场人际关系和家庭关系能让人一直保持幸福平和的心态，那么人很容易形成健康的行为习惯。情绪很容易影响行为习惯的"保持"。

本章将介绍情绪对健康习惯养成的紧密作用，以及与自身情绪和平相处的秘诀。

什么是对健康有益的情绪

（1）自尊自豪感：健康生活的关键

第一个就是**自尊自豪感**。对于健康来说，为自己感到骄傲自豪，拥有自尊心是非常重要的。汉语中"骄傲"常常被赋予贬义色彩，但这里所说的"骄傲"的意思更接近于"自信""自豪"。

有研究称，当一个人感到自豪时，直面复杂工作的自我忍耐力就会增强。一个有自尊自豪感的人面对问题总是能积极乐观地前进，这也是对自己的一种激励和刺激（动机的形成）。另外，当自己的努力和努力的结果受到周围人的认可后，积极前进的干劲儿会进一步增强，由此激发出更多的力量去实现所期待的结果。

如果你希望激发出身边的人的自尊自豪感，就要多表扬夸奖，认可他的努力。有关自尊自豪感对健康的益处的研究虽然还有待进一步深入，但是已经有报告称，**在定期运动、饮食和性生活等方面，自尊自豪感是促进健康生活的关键情绪之一。**

自豪感还有另一种效果。**有研究表明，自尊自豪感可以让人不再害怕自己与众人的差异，能更优先地考虑自己。**这一点对总是审时度势、察言观色，对他人谨慎客气的日本社会显得很重要。从直觉来看，一个自尊自爱且有自豪感的人，自然地会远离那些乱七八糟的、有潜在危险的事。

在本书第 3 章也介绍过影响健康习惯的一个重要因素——"社会行为规范"因素——当人们做出某一行为时，周围的人对这一行为会如何评价，以及他们会采取什么针对性的行动。假设你身处一个有众多人饮酒的酒会，即便你不想喝酒，你依然会介意别人怎么看自己，会去想别人在酒会上一般会怎么做。最后，你会配合酒会环境而大量地饮酒。这恰恰就是"社会行为规范"在作祟。这种"规范"在人们不知不觉间对人的行为产生了影响。

我曾经采访过抽烟的大学生。我发现他们中很多人在独自一人时是不抽烟的，但是到了聚会、聚餐时，如果对方是抽烟的人，他们就会不自觉地点着火，即使没有人强制他们抽烟。但是，自尊自豪感会在这样的情况下发挥作用。如前文所提到的，**如果你对自身的状态抱有自尊自豪感，那么你就不会在意自己与周遭的"不同"，也不会勉强自己去配合他人。**也就是说，"自尊自豪感"给予我们力量，让我们可以只需做自己认为真正有用的行为，而不管别人怎么想，别人怎么做。那么，这种自尊自豪的情绪是如何产生的呢？

自尊心和自豪感并不是说有就有的，我们也许很难想到什么具体的获取途径。不过，我们可以在日常生活中从一些零碎的小事上制造一些让自己感到自尊自豪的契机。比如说**在体育运动或游戏比赛中获胜，或是毕业，或是抓住在完成某件工作时的机会**。当自己的亲朋好友也有什么值得自豪的事情时，我们不妨"润物细无声"地推荐一些健康的生活习惯，让他们借此改变原有的不良习惯。

另外，"顺利达成最终目标"的成功经历也是一种"能感到自尊自豪"的契机。每天晚上不妨试着想想那些能够产生自我认可的大事小事，即使再琐碎的小事也可以。这种"成就体验"也是制造自尊自豪感的途径之一。

（2）感恩之心：不仅能让人保持健康，而且能提高关系亲密度和人生满意度

另一个重要的情绪就是**感恩之心**。用学术语言来说的话，**"感恩之心"就是理解和承认哪些东西对自己有价值、有意义**。"感恩之心"与英语单词"appreciate"（感激）中"较高评价"的含义也是一致的。虽然现有的研究还不足以说明其中的机制和因果关系，但是已有研究称，感恩之心不仅能引发积极的情绪，还能激发出人们克服困难的能力，促进良好人际关系的建立等，与健康具有关联性。

另外，心怀感恩的人能提升自己对他人的信任感。因为信任，所以我们能诚恳地接纳他人或专家的意见。有研究表明，在对他人的建议的接受度上，那些有感恩之心的人要比没有感恩之心的人和带有愤怒情绪的人更高。有实验结果表明，能诚恳接受他人建议的人更容易提升自身的判断力，对事物越能作出正确的判断。

在对他人的信任度上，有研究称，那些能较频繁表达出"感恩之心"的夫妻或伴侣之间，一方对另一方产生的积极情绪会逐步增加，有利于双方建立更好的亲密关系。即使有问题或出现困难，一方也能平和地向对方表达自己的感情，能够顺利地寻求到解决问题的方法。

同时，被"感恩"的一方也能在工作上有更加积极的表现。是否能信任周遭与是否能与人建立联系、保持稳定的人际关系有关联。多项研究认为，包括人与人之间的联系在内的人际关系对一个人的身体层面和健康层面的健康状态有很大影响。因此，可以说感恩之心是良好人际关系及健康基石建立的关键。

另外，感恩之心也能提高人生的满意度，让人过上幸福生活。尤其是从健康角度而言，**某项研究的被试者称，感恩之心与自身获得更好的睡眠质量和时长以及锻炼身体有关系。**

（3）幸福感：有预防疾病的力量

每个人都想拥有幸福感。现在有众多针对幸福感与健康的研究，这其中，著名研究者鲁特·维恩霍文（Ruut Veenhoven）教授认为："**虽然幸福感不能延长患病之人的寿命，但却是左右健康之人寿命的关键。换句话说，幸福感虽然不能治疗疾病，但却有预防疾病的力量。**"幸福感的核心是获得自己渴望的事物或祈盼的事情得以实现，包括获取的过程。从科学角度来说，当人们觉得"自己正在逐步接近内心渴望的目标"时就会感到幸福。这种幸福感会产生安全感和喜悦之情，也会逐步引导之后的行为习惯。

有研究发现，有幸福感的人有摄入更健康食物的倾向。幸福感能增加对他人的信任感，在前文介绍感恩之心时也介绍过，对他人的信任感对健康有积极的正面影响。

也有研究发现，拥有幸福感的人压力也会变低，还能保持更宽松平和的心情。从幸福感产生的这种心理状态，以及幸福感对抑郁症减轻等健康状态的直接影响，可以看出幸福感对于养成健康的生活习惯非常重要。

··方法落实··

1. 如何产生有益健康的情绪

提到情绪问题，有一个问题避无可避。那就是——我明白情绪的重要性，但是我不知道该怎么与自己的情绪相处。

博士在读期间，我研究情绪课题时也常常思考我们该如何保持情绪的稳定。情绪对健康的重要性是毋庸置疑的，然而，很多人每天的情绪仿佛在坐过山车一般，跌宕起伏、波动不已。

哈佛大学是一个每天都洋溢着智慧和好奇心的乐园，这也是我非常钟爱哈佛的一个原因。但另一方面，哈佛也是一个竞争异常激烈的"战场"。博士在读期间，每每看见朋友和熟人在 Facebook 中上传的精彩丰富的生活照片，我就会感到灰心沮丧，为自己的没出息而焦躁不安，甚至怀疑自己的理解力是不是低人一等，我的生活没有一天不是在波动起伏中度过的。

之后，当我来到高手如云且个个身怀绝技、野心勃勃的纽约从事商务领域的工作后，我愈发地感到保持情绪上的稳定平和是多么重要。美国不像日本，它的职场流动性很强，很多人会突然被解雇，或因各种理由不得不辞职。看到他们的故事，我逐渐明白了能自由地控制和改变自己人生的事情简直是少之又少。而那些"少之又少"中"能靠自己把握和改变"的事物之一就是自己的情绪。

如何才能以平和的心态中投入到研究和工作中，过上安稳平静的生活？——我在博士学业的中途开始启程寻找这一问题的答案。

2. 你可以选择自己想要的情绪

在真正开始研究情绪问题之前，我总觉得情绪是不可捉摸、模糊不清的东西。那些内心喷涌的愤怒、因突发事件而哀伤不已的感觉，

百岁培养计划

并不是我们要处理就能处理的。我曾经对此深信不疑。

但是，和自己前公司的社长长谈后，我对该观点产生了怀疑。这位来自英国的社长在企业中担任了 10 年以上的高管，是管理全球六十多个机构的跨国公司代表。这位长期在竞争激烈、压力巨大的外资企业担任社长的人每天一副乐呵呵的样子，周围总是聚集着很多人。他随时随地都能保持一种平和稳定的精神状态，这让我惊讶万分。于是我向他寻求是不是有什么秘密。

他告诉我只有一个秘诀——**"选择让自己感到幸福的事"**。他说**如果能选择自己的情绪的话，那就选择让自己幸福且健康的情绪吧**。

和他聊过以后，我的研究课题变成了"人如何才能在每日生活中保持'愉悦'的状态"。我在纽约考取瑜伽讲师资格也是研究这一课题的一环。

接下来我要说的方法已经有科学研究基础，我们可以在家里独自进行活动，而且不需要花钱，也不用吃药，没有副作用（如果有精神方面的情况，请务必咨询医师）。这个方法尤其适合那些因为戒烟戒过很多次还是以失败告终、总是因反复暴饮暴食而自责不已的人。我们首先要尝试整理自己的情绪，这是建立新的行为习惯的基础。我要介绍几个从全局出发如何与自己的情绪和平相处的方法，尤其是如何保持有益健康的正面情绪。

（1）调整呼吸和姿势

首先，要想获得自己想要的情绪，比如刚刚介绍过的"自尊自豪感"或是"感恩之心"，就必须要有容易获得该情绪的环境。**调整呼吸和姿势就是建立这种环境的方法**。

在探寻如何选择情绪的路上，我发现瑜伽也非常重视呼吸。包括哈佛的相关医院在内，哈佛大学里有关正念、冥想、瑜伽和呼吸的研究非常盛行。大学内部也时常开展教授们、行政人员和学生都能参与的有关冥想和瑜伽的协会活动。哈佛大学里我最喜欢的老师偶尔会教授瑜伽，他教授瑜伽课的契机是从他去瑜伽培训班后才发现的。我来到纽约后，想要体系化地学习瑜伽的心情愈加强烈，于是我也努力获得了瑜伽高级讲师的资格，开始找时间进行瑜伽授课。

有关呼吸和瑜伽的研究统合了东西方医学的综合性思维方法。哈佛大学已故教授赫伯特·本森（Herbert Benson）的团队也进行了多项研究。哈佛大学的教学附属医院麻省总医院（Massachusetts General Hospital）中设有研究冥想和正念的本森-亨利研究所（Benson-Henry Institute）。在这里，研究人员用科学手段验证关注身心关系的健康方法，研究呼吸法和瑜伽等方法对疾病症状的影响。

与该研究所的设立者之一赫伯特·本森教授交谈时，他告诉我，包括日本在内的东方人的健康观念对他有巨大影响。的确，所谓"疾由气生"，对于日本人来说心情（心灵）与身体的状态是密不可分的，这确实是东方人对疾病的传统观念。

与情绪和平相处的最简单的方法就是呼吸。呼吸与心情有着密切的关系。愤怒、悲伤、心满意足时，人的呼吸各有不同。**愤怒时呼吸短促激烈，悲伤时呼吸短促且沉重，心满意足时呼吸深且平静**。那么，我们能反过来依据这种关系用呼吸来调节情绪。这也是广为人知的瑜伽、冥想、正念等运动最核心的思维。

悠长缓慢的深呼吸（腹式呼吸法）能有效地让情绪平缓下来。另外，除了压力管理和情绪调节外，深呼吸还能提高心脏、大脑、消化器官、呼吸器官、免疫系统的机能。在情绪方面，较浅的呼吸既是不安和紧张的来源，也是结果。也就是说，呼吸较浅与紧张感和不安情绪有直接关系。呼吸变浅后，人就会感到紧张和不安，而这种紧张不安又会进一步让呼吸短促，形成不良循环。由此看来，呼吸对人的情绪有很大影响。

有实验结果表明，做 15 分钟深呼吸的被试组与不做深呼吸的被试组相比，即使观看同一事物，两组成员表现出的情绪也是不同的。实验人员发现，深呼吸的被试组即使看到普通的信息也能在一定程度上保持积极情绪，对消极信息也不会产生厌烦情绪。

以腹式呼吸法为代表的悠长缓慢的深呼吸对肌肉和植物神经系统有影响。有报告指出，这种影响也会作用于内脏等器官，能降低心跳速度，降低血压，起到镇定的效果。

另外，从瑜伽的角度来看，要获得放松式的呼吸，调整身体姿势，也就是调整呼吸的"容器"也非常关键。我们可以回想一下刚刚列举的不同情绪下的呼吸状态。愤怒、悲伤时是什么姿势？是不是腹腔用力，后背蜷曲？可见，调整好身体的姿势更容易实现顺畅的呼吸。

人活着就要呼吸。成人大概每分钟呼吸 12 到 18 次，我们只要有意识地调整自己的呼吸，这件不起眼的小事就能成为自身与情绪友好相处的有力武器。

只要意识到这一点，无论什么场合我们都能通过呼吸来调整情绪。一旦掌握了窍门，深呼吸就能给你全身带来新鲜的空气，让人神清气爽。当你情绪激动或焦虑不安时，可以让后背紧贴椅背，调整姿势，用鼻子深深吸气，再用嘴巴全部呼出来。如果做不好这种深呼吸，可以把呼气拖长，把肚子里的气全部吐出来，然后就自然而然地会吸气了。闭眼睁眼都可以这么做。这样在情绪波动的初级阶段就能让自己"舒一口气"了。

当遇到紧张或焦虑的状况时，我不会马上去压抑这种情绪（很难压抑），而是先做悠长的深呼吸。刚开始做 3 次，稍后再做 10 次，心绪就会逐渐平静下来。

（2）用书写的力量创造感恩之心

通过呼吸让心绪平静后，接下来，我要告诉大家**一个让人心生感恩之心的简单方法**。我们可以尝试找找每天生活中那些让自己心存感激，或是感到幸运和被人眷顾的事。比如说与别人进行了一场交心的聊天，吃了一顿香喷喷的饭菜，过了一天平平静静的日子，遇见了很有爱的人和事，在工作上获得了他人的配合，等等，任何事情都可以。无论是对亲朋好友的，还是对亲密伴侣的，甚至是对信奉的神仙或佛祖祖宗，抑或对自己的，都可以，把这些感恩的事都写下来。

迈阿密大学的研究人员为了调查感恩之心与健康的关系，曾经做过一项实验。他们将被试者分为三组：第一组的被试者每周需要找到 5 件让他们觉得值得感恩的事情，同时写两三行的短文来分别记录这些事；第二组被试者每周需要找到两三件让他们感到焦虑或厌烦的事情，并把它们写下来；第三组被试者则需要找几件对自己有影响的或印象深刻的事情写下来，无论积极的还是消极的。

10 周过去后，写值得感恩的事情的被试组变得更加乐观，能更加积极地看待人生。坚持表达自己感恩之心的被试组成员要比书写焦虑厌烦之事的被试组成员，更加愿意锻炼身体，而且找医生看病的情况也减少了。

当然了，仅仅这些数据是不足以作为科学依据的。但是，感恩之心与人们的身心健康、稳定平和的生活的关联性是显而易见的。从这一点来看的话，这种方法值得一试。做记录当然最好了，但如果腾不出时间的话不写也没关系。每天早上双手合十在神龛或佛坛前默默想一遍也可以。

我早上出门前会面对神龛许愿，晚上睡前躺在床上默默地念"谢谢"。如果做不到每天，你可以设置一个时间，比如说在每周周末回顾一下这一周值得感谢的人和事，夫妻二人或是和孩子一起讲讲这些经历，也不失是一个好方法。

如果你想要拥有更深更浓的感恩之心，想让它长期有效，那么我推荐你用下一个方法。

（3）感谢信让人幸福

我们可以尝试向那些我们从未好好感谢过的恩人，写信表达自己的感激之情。书写让感恩之心进一步加深加浓，能起到更好的效果。

有研究称，写完感谢信的人，其幸福感的指数上升了，抑郁症的指数下降了。这种方法要比其他方法更能见到长期效果。另外，写感谢信的效果大概会持续一个月。当然了，把感谢信送出去是最理想的，实际上，也有研究发现，有没有把感谢信送出去，对写信人的心情是没有影响的，无须在意送不送出去。

在了解该研究之前，我曾在一个日本人研习会上写过感谢信。当时我准备以"向那些最想感谢却从未说出口的人说一声谢谢"为主题写一封感谢信。于是，我向自己那位已经驾鹤西去的恩师写了一封信。研习会的最后，每个人都逐个朗读出信的内容，每封信都情真意切，让人不忍卒读。研习会结束后，我的内心犹如被清泉冲洗过一样，那种感觉至今还记忆犹新。如果一个人很难主动去写"感谢信"的话，不妨组建一个团队，和大家一起写写看。

在感恩之心与健康成正相关的课题上，哈佛大学医学部认为，"当人拥有感恩之心时，就不会聚焦到人生中'没有'的东西，而是专注在'拥有'的东西上，因此更容易对自己当前的人生感到满意"。美国有一句名言："如果一个家伙不为所拥有的感恩，他不可能会为自己将来所拥有的感恩。"（If a fellow isn't thankful for what he's got, he isn't likely to be thankful for what he'll get.）同样，在佛教中有"知足常乐"

251

的说法。可见，超越国界和宗教的感恩之心是丰富人生的关键。

此刻大家能伏案读书也绝不是什么"理所当然"的事。我们可以先把健康习惯问题放在一边，思考一下这些"理所当然"。

（4）多犒劳自己有利于健康习惯的养成

近几年人们关注的话题中有一个叫作"对自己的关怀之心"（Self-compassion）。这种自我关怀指的是体恤关爱自己的情绪。它与"自尊自豪感"一样，受到很多有关健康行为和疾病领域的关注。有研究称，一个有自我关怀情绪的人遇到难过的事或出现烦恼时，不是对自己失望，也不是自责，而是把自己放在很重要的位置，好好处理问题。一个人之所以能自我关怀，是因为他内心清楚人无完人，不会压抑或否定自己的观念、情绪和行为，不会去盲目做判断，而是静静地观察。

对自己有关怀之心的人也较少出现焦虑和抑郁的症状。这对于健康的饮食生活也是很重要的。一项针对控食人群的实验发现，学习过自我关怀相关知识的人与没有学过的相比，前者能够不过量进食，较好地遵守控食规则。也有研究表示，自我关怀对戒烟和养成运动习惯也有效果。

那些想改变生活习惯的人往往会在达不成目标时责怪自己，对自己失望、抱怨。最后这种自责会让自己产生"今后再怎么努力也无济于事"的念头，无法再鼓起勇气去减肥或戒烟，于是破罐子破摔，暴饮暴食，形成恶性循环。

有这种倾向的人如果能建立起自我关怀，就会容许自己失败，会善待自己。只有这样，才能再度鼓起勇气，朝着目标迈进。自我关怀尤其适合那些对自己过于严苛（完美主义者）或不愿意改变自己的人。

其实，**拥有自我关怀之心的方法非常简单**。首先要懂得慰藉、犒劳自己的身体。比如吃一些有益身体的食物，让身体充分地休息，出去散步转换心情，或是做一次按摩，等等。也可以做拉伸运动或瑜伽，洗洗温水澡，总之就是尝试让自己的身体感到愉悦和舒适。

如果一个人精神紧张，有压力，他就会因为神经敏感而无法好好休息，可能就会推迟慰藉、犒劳自己。但其实这是最应该让身体好好休息、保持好心情的时候。通过影响神经的作用，抑制肾上腺素，最终让身体和精神获得休息和调整。

（5）给自己写信

当身心得到放松后，为了增加自我关怀之心，不妨试试向自己写信。

假设你现在因为一些事而悲伤、忧虑，你可以把自己感觉到的"痛苦"写下来，包括因为出现什么问题、你内心的感受等。不同的境遇有着不同的痛苦，比如与恋人分手，工作受挫，在某方面失败，失去了重要至亲，等等。

关键在于**不自责**。我们要带着抚慰自己此刻情绪的心态，给自己写信，与自己对话。

最后，假设同样的事情发生在自己至亲身上，我们要仔细想想自己该向他（她）说一些什么话。请你也像对待至亲一样对待自己。还可以不断地续写这封信。尤其是对自己过于严苛的人、对痛苦的过往不断纠结的人，可以将自身从内心剖离出来，问问自己："如果朋友遇到了难题，灰心丧气，失魂落魄，我会怎么做、怎么说呢？"最后把这个问题的答案写下来，然后说给自己听。

无论是写信还是找机会慰藉自己，都可以独自一人在自觉自愿的情况下进行。如果没有时间和场地，也可以每个月做一次，或是趁着工作之余的休息日进行。最好能提前建立一个定期进行自我关怀的环境。

我自己就准备了一个**写自我心情的笔记本**。这不是什么日程表、必做事项或工作用的笔记本。去咖啡厅或在长途旅行中，我会拿出心情笔记本，记录下自己对某事某人的感激之情，也会写写自己的痛苦和悲伤，抚慰自己的内心。

如果独自一人不好行动的话，可以和自己的亲朋好友、所属的社团组织成员等几个人聚在一起尝试自我关怀。我之前参加过的纽约的瑜伽班在研习会的最后设置了一道环节——**"再回首"**。在小组内部，回顾过去痛苦的往事，向大家倾诉在这个小组从过去到现在自己在情绪上出现了什么变化。

日语中有"言灵[1]"一词。最开始怀着愤怒和悲伤写下"再回首"心绪的人到最后与大家分享过往时，沉郁的氛围开始变化，空气变得顺畅温和起来。我参加过不同的"再回首"的小组分享，最后都获得了相同的感受，这种不可思议的效果真让人惊讶。分享自己过去的人多种多样。有的是因为亲密无间所以好说话的人（或者不好说话的人），有的是因为别人一无所知才能分享过去（或是不能分享）的人。当我们分享犹如"自我圣域"的情绪时，安全的场所或社团组织内部会给我们带来自信心。

（6）尽享"此时此地"

近几年，杂志上出现了很多有关正念练习的特辑，日本各地也都纷纷组织有关的正念练习，相信很多人也对正念比较熟悉，**正念实践有助于让人保持愉悦的心情**。英语中"mindfull"的意思是**"让内心聚焦到眼前的事物，观察和留意"**。从这个意义上来说，正念练习是让人聚焦**"此时此地"**的专注技能，正念练习中包括冥想和呼吸法在内，有不同的练习法。比如说冥想或呼吸法中，有聚焦一呼一吸的，有数

1　言灵：日本古代认为语言中蕴藏着灵力。——译者注

数的，有想象某个具体实物的，等等。最好能找到适合自己的方法和老师。最近有些瑜伽班会把正念练习放在瑜伽运动前后。有关正念的研究也成为近些年的热点话题，出现了众多研究成果。**从研究成果上看，正念练习能带来较小的或中等的效果，也可以说正念练习对减轻压力有帮助。**压力会给各种坏习惯的出现制造机会，因此即使从减少压力这一目的来看，正念练习也是建立健康习惯基石的关键。正念练习有助于自我关怀情绪的维持，还有报告称，正念练习能让人更多地关注和关心他人，还有减轻抑郁症的效果。

3. 对健康产生不利影响的情绪

在有关情绪和健康关系的研究上，理解不同类型的情绪对健康所产生的影响受到人们的关注。

研究者对情绪和健康的关系开始进行深入研究，从历史角度来看，这还是个新领域。在十几年前，研究人员眉毛胡子一把抓，把各种情绪混在一起，只关注哪些是积极的，哪些是消极的，以及分别会带来什么结果。

但是，即使是消极情绪也各有不同，比如愤怒、悲伤、不安、恐惧、厌恶等。因此，哈佛大学詹妮弗·S. 勒纳（Jennifer S. Lerner）教授的团队调查分析了各种情绪对人的思维、行为决策会带来什么样的影响。就情绪对行为决策产生的影响，研究组成员利用了"评价倾向框架理论"（Appraisal Tendency Framework），他们强调情绪不能简单分为积极情绪和消极情绪。通过该调查研究发现，对健康产生良好影响的情绪和阻碍形成健康生活习惯的情绪，所带来的每一种效果和效果产生的原因也都有所不同。

另一个重点是容易受到情绪波动影响的人。当我们聊到情绪话题时，常常会听到"女性很容易情绪化"之类的陈词滥调，但其实有研究结果表明，男性要比女性更容易做出感觉上、直观上的选择。

　　另外，一些年龄段更容易受到情绪的影响。据称青少年阶段和老年人阶段这种受情绪影响的倾向尤为显著。接下来，我们看看哪些情绪对健康有消极影响。

（1）愤怒：降低对他人的信赖感，低估未来的风险

　　愤怒是人经常出现的情绪之一。两个半月大的婴儿都能明显地察觉到别人愤怒的表情。所以比起悲伤和厌恶等消极情绪，愤怒是非常有张力的。

　　愤怒是冲动性情绪，不管愤怒的根源是什么，它都有着足以改变人的思维、决定和行为的力量。日语中有很多表达愤怒情绪的短语。如德川家康的家训里就有"愤怒是敌人"。这句家训就是警戒后人"愤怒会让人毁灭"。日语中还有"性急吃亏"的谚语。可见，古人非常清楚愤怒情绪及其影响。

　　愤怒情绪出现的关键因素是"自己受到伤害、遭人怠慢或被人看不起"的感觉。

　　与其他消极情绪相比，愤怒备受关注的地方是：当一个人怀有愤怒情绪时，他对于自身感到愤怒的问题以及愤怒的根源（无论是人还是事）都是深信不疑的。我们也可以来想想这个问题。

　　假设你的好朋友们一起去开趴玩耍，但他们没有邀请你。于是，你心中涌出愤怒情绪，这是因为你心里认定朋友这么做可能是"故意为之"。但是如果你认为朋友不是故意的，你觉得他们可能忘记了，或是他们觉得你太忙了不好意思叫你，你就不会愤怒，你的内心会涌出其他情绪。这种"亲眼所见、亲身感受的事情肯定都没错！"的认识对于行为决策有着重要的影响。

　　愤怒情绪对健康的影响体现在两个方面：第一个就是让自己很难

去相信别人，第二个就是容易让人低估未来的风险。

首先，在人际关系上，怀有愤怒情绪的人要比怀有其他情绪（如：悲伤、罪恶感、感恩之心等）的人更难去相信他人。

另外，怀有愤怒情绪的人更容易在情绪和行为上陷入无法厘清的情绪怪圈中，会对人施以惩戒或是谴责某人某物等。在本书前一章节也讲过，人与人之间的感情是保持健康的重要因素。近期的研究已经阐明，是否建立与他人的信赖关系，是否归属于具有可信赖关系的集体组织，对人的精神状态和身体状态均有影响。愤怒情绪在人与人关系的建立上可能会破坏这种关系本身。

不仅如此，**愤怒情绪还会让人过于乐观，低估潜在风险**。这一点对于健康习惯的养成是非常不利的。愤怒情绪让人对自己过度自信，认为自己就能掌控人生的每个方面，即使有患病风险，也满不在乎，更容易深信"自己绝不会有事"。

更麻烦的是当**一个人怀有愤怒情绪时，他反过来会去追求刺激和风险，容易出现破罐子破摔的情况**。这种倾向很容易让人在面对某些完全搞不清楚所以然的局面时，连风险都不问，就凭着自以为是的一腔"勇敢"而做出冒失的决策。

有研究表明，当人们感到愤怒时，即便不了解某些有关治疗癌症的方法的效果，也会有试一试的心理倾向。换句话说，当一个人对目前的治疗不满意，而对医生或医院有愤怒情绪时，就可能会想试试自己完全不了解的治疗方法。另外，**比起悲伤或其他心绪平静的状态，处于愤怒状态的人更容易依靠感觉和直觉来做选择**。因为愤怒让人很难去仔细考虑细节，于是容易疏忽从而造成失误，而且更容易被表面现象所迷惑。

如何认识风险，对于健康行为上的行动决策也是非常重要的。因为不管人们愿不愿意，任何有关健康的行为习惯，都把行为风险和好处放在了天平的两端。**愤怒会让人错误地估计风险值。**

（2）悲伤：想要更多的奖励

悲伤与愤怒一样，也是人们常常出现的情绪之一。悲伤产生的核心要素就是丧失感——失去了无法挽回的某些事物的感觉。悲伤对人的行为决策或行动都会产生影响。**有别于认定自己会控制各种情况、有责怪他人倾向的愤怒情绪，悲伤情绪会让人从周围环境中找出悲伤的原因，并试图改变所处的状况。**有悲伤情绪的人会感觉自己非常渺小，感到自己能控制的范围也非常狭窄。进而，他为了改变现在的"失去（损失）"，更倾向采取行动**去追求一些如甜蜜的奖励、奖赏等利益**。即使这些奖励奖赏是有风险的，甚至大多是一时的、享乐性质的。

遗憾的是，**这些弥补损失的奖励和奖赏在有害健康的行为习惯方面简直是数不胜数。**比如**说抽烟、喝酒、吃没营养的垃圾食品、无安全措施的性行为、吸毒，**等等。这些行为虽然能带来一时的快感，却也能威胁到将来的健康和生命。像美国电影中常常出现的失恋的人会对着垃圾食品和冰激凌狼吞虎咽等镜头也有象征意义，日语中"填补心中漏洞"的说法也恰恰能形容悲伤这种情绪的特征。为了填埋心中的漏洞（损失），禁不住毒品或无安全措施的性行为的诱惑，或者借酒浇愁等，都是从某种意义上试图平衡这种悲伤情绪。

悲伤情绪的主要特征就是想要改变目前的痛苦境遇，渴望获得舒适和愉悦，因此特别容易受到前面列举的各种可即时获得满足的诱惑的影响。这种倾向在青春期的人身上尤其常见。

有意思的是，除了现实世界的状况会引发悲伤情绪外，电影电视等模拟体验也会引起人的悲伤，也会影响健康行为。美国一项实验发现，看过悲剧电影的人相对于看过喜剧电影的人更倾向摄入不健康食物（如黄油爆米花、巧克力）。反过来，后者要比前者愿意摄入更健康的食物（如葡萄干）。

本书第 1 章提到过"遥远的奖赏不如触手可及的欢悦感"。同样是老生常谈，养成健康的生活习惯原本就不容易，悲伤情绪最喜欢与这种"触手可及的即时欢悦感"为伍，因此，长时间的悲伤会变成抽烟、缺乏运动（悠闲地躺家里很快活）、饮酒等不健康生活习惯的温床。

4. 为了健康需要注意的情绪

前面聊了一些有害健康和有益健康的情绪，但即使是有益健康的情绪，有的也需要根据具体情况谨慎对待。

（1）根据不同性格需要区别利用的自尊自豪感

上面提到过自尊自豪感给健康带来的积极影响。需要注意的是，虽然自尊自豪感可以促进自律习惯的养成，并让人行为有分寸、有节制，但是有时候也会让人产生过度的自信心，出现高估自身能力的情况。

一个人的自主行动目标是否能顺利建立会影响自尊自豪感的效果。**有报告指出，当它起到积极作用时，一般是当事人没有对自我行为或习惯设置某些目标或指标**。比如说并没有给自己设定每日运动指标的人如果觉得"今天我居然这么能走呢"，那么自尊自豪感就起到了积极作用，可以进一步唤起主动采取下一步行动的劲头——"明天还要继续多走走"。

但是，研究也称，给自己设定一个每天必须运动 30 分钟目标的人，如果觉得"我今天这么能走"，对自己感到骄傲自豪时，很可能会变得自我吹嘘，出现放纵的心态——"明天可以稍微歇一歇嘛""奖励自己吃个甜食吧"。因此，对于用高标准要求自己的人来说，需要注意自尊自豪感的利用方法。

我们可以观察一下自己比较容易出现哪些行为。

如果你属于目标一达成就安于现状的人，就需要下功夫不让自己产生任性放纵的心态，不让自己安于一个宽松的目标而停滞不前。如果你属于对每日目标的达成都感到由衷的高兴，于是更加有动力朝着更高的目标前进的人，就可以设置一个自己努力能接近或达成的行动方针，尽量不让这个目标变成严苛的指标。

人性本身就很复杂，做任何事情都很难一蹴而就，一劳永逸，正因为如此，我们应该预先认识到情绪的特征。了解自己的性格特征，也是整理好自我情绪的重要一步。

（2）幸福感：盲目乐观，低估风险

上面提到幸福感会让人增加对他人的信赖感，对健康有积极的影响，但是幸福感也有值得注意的地方。从认知倾向框架来看，幸福感与愤怒有着类似的情绪构造。有愤怒情绪的人需要注意的是容易过于乐观地看待事物和过度低估事物的风险。愤怒是典型的消极情绪，幸福是积极情绪的代表之一，但是从情绪的作用上看，愤怒和幸福感都对人有着相同的影响。

"愤怒与幸福有相同的情绪作用"这句话听起来有点不好理解，这么解释吧，如果一个人感到幸福，他就会变得乐观豪放起来，也会过度地低估事物的风险，这一点与愤怒情绪的作用一样。

比如说当人们感到幸福时，可能会产生一些不良的有害健康的行为。"今天喜从天降，多喝一盅吧！""今天好事这么多，平时忍着的甜食也不妨吃一点儿。"等等。虽然我们说积极的情绪总体来说是有益健康的，但是幸福的情绪会让我们变得过于乐观，容易低估行为带来的风险，这一点尤其需要我们注意。

(3)听不进他人意见的"羞耻感"和容易接受他人意见的"愧疚感"

除此以外，还有很多有关情绪的课题在进一步研究中。比如说，**出**

现羞耻感时，人们会认为自己在他人面前丢失了面子和名誉，容易形成以自我为中心的思维观念。因此，产生羞耻感的人很难接受周围的情况和他人的意见，展开行动。如果一个人对某些事物感到"羞耻、丢人"，我们可以稍稍等待他的这种羞耻感的消失，然后再提醒他注意健康。

愧疚感是人对自己做过的事抱有负罪感的情绪。因为自己给他人带来了困扰，心里感到很抱歉，**因此容易变得优先考虑他人**。据称愧疚感有削弱羞耻感的作用，因此心怀愧疚的人更容易接受他人的意见。不过，为了让对方接受自己的意见而故意让对方抱有负罪感，这种做法对健康来说也并非什么好事。

如果你希望某个人能有健康的生活习惯，不妨趁着他心有愧疚感的时候去提醒他，这种时候他可能更容易听进去你的提醒。

比如说，当一个人因过量饮酒而出现重大的酒后失态时，他的羞耻心相对于愧疚感来说会占上风，脑子里全是自己的事，大脑会优先处理自己"丢人现眼"和"他人对自己的评价"等，根本没有心思听"要适量喝酒"的意见。如果一个人酒后失态，严重感觉自己给他人造成了困扰，甚至伤害到了别人，那么愧疚感会从内心涌出，这时候他就比较容易听进去他人的意见。

当一个人有挫败感时也是反省自我的好时机。这种时刻恰恰是"给以提醒和教诲"的时机（teachable moment）。

一个人是羞耻感大还是愧疚感大，决定了他是否能真正接纳他人的意见。因此，想让一个人接受与健康相关的意见，最好能仔细观察他的情绪。

5. 如何与情绪友好相处

本节我们围绕情绪问题，聊了一些选择自己的日常情绪，通过整理和调整情绪，找到养成健康生活习惯的更快的途径和方法。为了让人们拥有健康的生活习惯，公共卫生学领域的学者以及为政府机构和地方政策建言献策的人做了各种努力，令人感动。

以前在健康领域，传统主流观点认为：人之所以没有形成健康的行为习惯，是因为"不知道（不具备相关知识）"。因此，健康战略制订的主旨是让更多人了解健康方面的知识。比如说想让人"增加蔬菜的摄入"，那么宣传的主旨就应侧重于目标达成，告诉人们吃蔬菜后能获得什么益处，不吃蔬菜会带来何种风险，等等。

但是长期的实证和研究结果发现，仅仅靠传播相关知识是很难真正推动民众健康意识的提升的。在促进人们健康生活习惯养成的时候，政策实施的核心思维观念却是"让人们采取合乎逻辑的行为"。比如说，告诉抽烟的人"抽烟会提高心脏病或各种癌症发病的风险"，他们应该就会戒烟。这种想法背后的深层意思是：只要告诉人们该行为带来的疾病的风险，人们就会停止该行为，只要告诉人们该行为对健康的坏处，人们就能采取自己期待的行为。政府等机构就是以此为原点开始进行各种各样健康知识的宣传普及活动的。

但是，我们很清楚人绝不是这么简单听话的。很多人即使听说有患癌风险也依旧抽烟不停，即使听说运动对身体好，也提不起劲儿去运动。在这么多的状况中，行为科学领域也对一些著名的理论进行了大刀阔斧的修改和完善。首先完善的就是追加**承认了"情绪""心情"对于人的行为习惯有着重要的影响**。

实际上，在健康方面，一个非常著名的、利用情绪作用进行劝阻的举措就是香烟的包装盒。大家即使在海外也常能看见香烟盒的外包装上有黑乎乎的肺部、腐烂的黄牙等照片。可能有人纳闷为什么香烟要这么包装呢？其实这种包装是有科学依据的。在香烟领域有很多针对情绪的研究。有科学依据表明，在香烟盒上设计引人不快的图案能让人戒烟。但是有关引发积极情绪的照片和设计出现的效果参差不齐，并没有建立相应的科学依据。

一般来说，在制作商品广告时，广告的设计要让人看到后产生温暖的、高兴的、怀恋的积极情绪，才会激发人的购买欲。在广告界，这种由来已久的经验说明，很早以前人们就清楚情绪对人们行为的影响。但是目前在健康意识上，宣传普及的重点被放在传播不良健康行为的风险和害处等"知识"层面的东西上。除了对抽烟的害处的普及，今后我们有必要把情绪的作用提升到战略层面，让人们更容易更愿意去采取健康的行为习惯。

（1）与十分厌恶的人的性爱也能让人享受其中吗？理智负于情绪的实验结果

虽然情绪决定行为，但是情绪到底有多大力量呢？有一个研究团队针对人的理智面对情绪究竟能脆弱到何种程度进行了一项实验。该实验的论文也受到哈佛大学课堂正式介绍。

在美国，一项被称为"Heat of The Moment"的实验用于调查男性是否处于性兴奋状态对于女性的看法和对女性的性态度上会有什么样的区别。美国加利福尼亚大学的 35 名男学生参加了该实验。实验人员向其中一部分被试者展示了各种各样性方面的照片，让他们处于性兴奋状态。

实验调查了被试者是否处于性兴奋状态，以及高度兴奋对他们的理智有什么程度的影响。比如说向被试者展示"女性擦拭汗珠你会不会觉得很性感"等不同情形或状况，然后询问被试者有关"是否感觉性感迷人"之类的问题，还有"会不会因为把女性灌醉会增加做爱的可能性而向约会对象劝酒"等之类的伦理道德观念的问题，以及"即使在射精前拔出阴茎女性也会怀孕吗"等之类的没有安全措施的性爱知识等大概 30 多个问题。

实验人员让被试者按照从 0 到 100 的数值，来回答自己的情绪处于何种程度。从结果上看，是否处于性兴奋状态，也就是不同的情绪状态会很大程度上左右被试者对女性的态度，以及对性知识的理解。

比如说，面对"即使和自己极为厌恶的人做爱也会享受性爱吗"的问题时，没有处于性兴奋状态的人的平均值是 53（处于"是"或者"不是"的中间），相反，处于性兴奋状态的人的这一数值则上升到了 77。

面对"为了增加与该女性做爱的概率，是不是会说我爱你"的问题，没有处于性兴奋状态的人平均值是 30，处于兴奋状态的人则达到了 50（女性读者朋友们，要警惕处于性兴奋状态下的男性嘴里吐出的"我爱你"，因为这句话能增加两成性爱的成功概率）。

面对"如果你不了解新的性伴侣的性经历（性经验的人数以及过去性爱的形式等），你每次都会使用安全套吗"的问题，不兴奋的人的人均值是 88，相对比较多，但是处于兴奋状态后该指数降低到 69。

从全部结果来看，处于性兴奋和情绪高涨状态的人，很容易当场采取自我毁灭式的行为。结果证明了道德伦理观、理智、知识还有意志力是无法战胜情绪的。我在这里要顺带感谢参加本次实验的男大学生，也给予他们最多 30 美元的酬金，感谢他们对本次实验的协助。

即使具备相关知识、优秀的判断力和理智，人的内心还是轻易就会被情绪裹挟。虽然上面提到了性兴奋状态下情绪高涨的案例，其实在各种健康领域的研究也在不断证明理智是无法战胜情绪的，比如说抽烟喝酒、饮食生活、冲动性行为等，在健康行为习惯上，情绪的重要性逐渐凸显出来。除了行为科学以外，有关情绪的重要性以及人们为何无法按逻辑理智采取行动的课题上，行为经济学领域对此进行了大量的研究。行为经济学是 20 世纪 80 年代从经济学领域划分出来的新的学术领域。现在我还清晰地记得 2017 年的诺贝尔经济学奖授予了行为经济学研究学者理查德·塞勒（Richard thaler）教授。

在这之前，经济学以及上面的行为科学的各个认知的底层核心逻辑就是"人会按理智逻辑做出行动"。换句话说，"人是按理智逻辑做出行为"这一思维方式是把人的理智性和合理性放在核心位置的。

然而，这个逻辑是无法解释人的直觉性和突发性的行为的，因此这一逻辑不符合现实情况。阐述这一矛盾的正是**"行为经济学"**。有一种声音认为，行为经济学与行为科学相融合，对于从实践角度找到有益健康的方法将起到很重要的作用。

如图 17 所示，研究情绪对行为决策影响的有关学术论文数量从 2000 年开始急剧上升。该领域的论文在整个学术论文中的比例也在迅速增加。以往也有研究涉猎情绪对人体直接的影响（比如说愤怒情绪会加速脉搏跳动和增高血压等），但是从科学角度论述和证明情绪对健康行为习惯和行为决策的重要性，则是最近这 20 年间的事情。

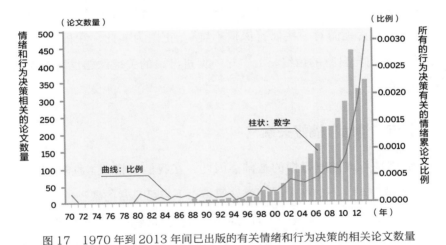

图 17　1970 年到 2013 年间已出版的有关情绪和行为决策的相关论文数量

出处：Lerner JS, et al. Emotion and decision making. Annu Rev Psychol. 2015;66:799–823.

行为经济学认为，人是在两种机能的作用下进行行为决策的。

那就是情绪"机制 1"和理智"机制 2"两种机能。机制 1 常常基

方案 7　情绪　第 8 章

于情绪和直觉下判断，直观且反射性地进行瞬间的行为决策。机制 2 常常基于理智逻辑性的思维，进行合理的判断。

因为工作身心疲倦，不经意间晃到了便利店买瓶啤酒，还想大口大口地吃垃圾食品，等回过神来时，一袋薯片就见底了。想必大家都有过这种"跟着感觉走"的经历（机制 1）。另一方面，在购入大件商品或在人生大事上做决定时，总是把积极和消极的各个方面都想清楚，然后再从容地做出判断（机制 2）。人们总是在不知不觉间分别使用情绪的机制 1 和理智的机制 2 来决定每天的行为。

以前，人们在健康领域关注的是理智的机制 2。这是以"只要具备相关知识，好好思考的话，就会采取理智的行为"这一认知为前提的。

但是，人性并没有这么单纯听话。尤其是居住在日本的读者朋友基本上都清楚哪些行为是健康的，哪些行为是有害的（当然，有时候也因为不明真相而对一些谣言深信不疑）。正因为如此，在机制 1 上，"我们该如何与自身的情绪相处"这一促进健康的关键课题也逐渐受到人们的关注。

（2）与"情绪"搞好关系

情绪是养成健康习惯的基础。因此，在我们惋惜"本性难移"或"积习难改"时，不妨找个时间好好回想一下自己日常的各种情绪。

以一天、一个星期或一个月为单位，看看自己哪种情绪出现得比较多，尝试找到这种情绪的来源在哪里。特别想抽烟，特别想大口灌酒的时候，特别想狼吞虎咽吃甜食时，你是带着什么样的情绪的呢？

养成健康的生活习惯就是珍惜自己的生命。如果你不知道自己该从哪里下手，不妨先从给健康建立一个良好情绪的容器（环境）开始吧。具体来说就是抚慰自己的身体，调整自己的姿势。只有先整备好情绪的容器（身体状态），才算是做好了调整情绪的准备工作。

情绪研究是我博士论文的主题之一。

有关愤怒、悲伤和幸福等特定情绪对健康的影响的研究是充满乐趣的，但是最让我印象深刻的是"自尊自豪感"与"感恩之心"会给健康带来最好的最理想的效果。实际上，我们每个人从小就被教导要珍爱自我、怀有感恩之心，等等。有关健康的日本经典著作《养生训》也讲过珍爱自我、感恩他人的重要性。

情绪对于健康来说居然这么重要，但是仔细想想，这也确实在情理之中。从包括《养生训》在内的古代经典名作中可以看出，古人已经意识到了情绪的重要性，这不禁让我们为这些提倡健康养生的书籍以及古人的智慧怀有一种崇高的敬仰和敬畏之心。如今，现代科学也证明了古人在该领域的见解有可取之处。情绪，是起伏不定、变幻莫测的，但也正因为如此，它也是容易改变、可以改善的。我们不妨去试试，在日常生活中去感受一下什么叫作选择和选对自己有益的情绪。

小 结

第 8 章

☞ 从两个角度可以看出情绪对习惯养成的重要性：第一个就是情绪直接影响"制造行为契机"的决策；第二个就是情绪影响"保持某种习惯"的决策。

☞ 当一个人对自己感到自豪时，面对一项复杂烦琐的工作，自我忍耐力就会增强。在定期运动、饮食和性生活等领域，自尊自豪感是促进健康生活的关键情绪之一。自尊自豪感可以让人不再害怕自己与众人不同，能更优先地考虑自己。

☞ 感恩之心不仅能引发积极的情绪，还能激发出人们克服困难的能力，促进良好人际关系的建立等。心怀感恩的人能提升自己对他人的信任感。

☞ 写感谢信的人在写完之后，在他身上，表示其幸福感的指数上升了，表示抑郁症的指数下降了。

☞ 愤怒情绪在两方面对健康有着巨大的影响：一是让自己很难去相信别人，二是会让人低估未来的风险。

☞ 悲伤情绪，包括临场模拟的悲伤情绪会让人感觉自己非常渺小，感到自己能控制的范围非常狭窄。进而，为了改变现在的"失去（损失）"，更倾向采取行动去追求一些如甜蜜的奖励奖赏等利益。

☞ 幸福会让人变得乐观豪放起来，和愤怒情绪一样，幸福感也会让人过度地低估事物的风险。

☞ 出现羞耻感时，人们会认为自己丢失了面子和名誉，容易形成以自我为中心的思维观念。

☞ 愧疚感会让人因为自己给他人带来了困扰而心里感到很抱歉，因此变得容易接受他人的意见。

☞ 调整好呼吸和姿态，建立好想要选择的情绪的环境。

☞ 近些年行为科学领域也开始关注情绪对健康的影响。与情绪友好相处不仅有助于健康，而且在健康生活习惯养成上也有重要作用。

后　记

健康意识关系到我们
如何对待生命，如何对待人生

我想要真心地感谢读者朋友能一路读到这里。虽然考虑到本书的易读性我做了不少修改，但是这本书毕竟囊括了我从构思开始花了整整 7 年时间收集的全部信息，内容详实厚重，资料繁多，大家能从头读到尾，相信应该花费了不少精力和时间。但是我相信这些精力和时间换来的东西很值得——大家的脑中和心中对于日常健康习惯养成的思维观念和做法想必已经有了更加明晰的认识。

公共卫生学是研究社会健康的领域。虽然我的专业是健康养成，从事和研究的是有关健康养成的行业，但我每天面对的是鲜活的生命和不同的人生。因为走在健康这一关键词之前的是我们来到了这个世间，此时此刻我们正在一呼一吸中存在着。我们要真切地感受这种奇迹。

刚刚提到这本书从构思到完稿一共花了 7 年。这 7 年的时光对于我来说也是生活剧烈变化、与生命进行最深刻交流的日日夜夜。3 年前我经历了怀孕和生子。预产期期间出现了孕期高血压，然后住院治疗。遭遇难产后进行了紧急剖腹产，从怀上孩子，到孩子顺利降临人世，这些珍贵的时刻从内到外都深深地镌刻在我的脑海中。后来，我又怀孕过两次，都流产了。这 3 年间，一直守护着我的儿子出生长大的四位至亲——祖父母和外祖父母（其中一位已经过了百岁）也相继去世。他们有的是在家里离开的，有的是在医院病床上离开的。无论是流产还是至亲的护理问题，在各种医疗措施都无能为力时，面对生命的终结，我们活着的人只能继续相依为命。那种无力感、悲伤、忧愁，还有对长久陪伴在身边的人的感激之情，等等，这3年间我尝遍了以前从未品尝过的人生况味，感受了从未感受过的心绪。

之后，我每天都沉湎在四位至亲的离世以及腹中孩子夭折的孤寂感和无力感中。也许是天真无邪的儿子在家里四处乱跑的劲头，还有家人朋友对我的理解和关心救了我，我总算从阴影中走出来了。这3年是儿子的出生带来的人生至上的喜悦，与胎儿夭折与至亲离世的莫大悲伤同时交织的时光。

苗壮成长的生命、已经启程前往他界的生命、无法降落世间的生命，在人的生与死之间，在不断正视生命的日日夜夜里，我深深地感受到了出生在地球上，并且活在当下是多么令人感叹的奇迹，这奇迹又是多么的珍贵和神圣。同时我也领悟到了面对生命，人能做到的其实并不多。这3年间，包括我自己在内，都受到了精心周到的医疗护理，儿子的出生以及祖父母的高寿，如果没有现代医学以及从事医疗和护理的各方人士的技术和支援是很难实现的。不过，即便拥有最先进的医疗技术，当生命已经到了终点，我们能做的只有尊重。

我作为一个公共卫生研究人员，不得不承认一个毋庸置疑又显而易见的事实，那就是我们个人对生死都不可能有什么超能力。虽说每个人的健康状况都不同，但是无论是自身的健康还是有关健康的行为习惯，个人的力量是有其上限的。

从科学依据来看，出生的国度区域、幼年时期的成长环境、现在的生活方式、居住地和居住环境、从事的工作、职场的上司，等等，这些事情并非全都能由自己决定，也并非都能轻易改变，但是这些客观因素决定了我们能否获得健康，能否采取健康的行为习惯。即使是今天要吃什么午饭、怎么过周末这种日常小决策，表面上看是由自己做决定的，但是你做这些决定的背景，还受到各种各样的环境层面要素的影响。

我相信世界充满希望，同时我也清楚现实存在众多不合理的问题。一个人从出生开始，不，甚至还在母亲肚子里时，就已经与其他生命有了差距，这种差距会影响他的一生，甚至也对下一代的健康有影响。带着消除这些不合理现象的念头，我选择了公共卫生学这条路。

各种研究已经向我们表明，建立一个让众多人能健康生活的社会，最重要的是改变社会结构，改善当前环境。而推动和促进这项社会性事业发展的，正是公共卫生领域专家们。

也正因为如此，我编写了这本书。这也许看起来比较矛盾，但是我始终坚信，要建立一个惠及更多人生命健康的社会，必须左右开弓、双管齐下。也就是说，改善社会结构与改善个人行为习惯必须齐头并进。

每个个体为健康所能做到的事情其实并不多。因此，当有机会去选择时，我们要更机智灵活地去面对这些选择。面临个人职业路线的变更、居住场所变化等一些平常很难遇到的环境改变时，我们最好能选择一个宜居的环境，因为在这种环境中我们能更顺利地做出有益健康的行为决策。进一步讲，就是在我们有限的能力范围内，最大限度地充分利用难得一见的机遇。

环境对于改变行为习惯的影响有好有坏。但是具备相关知识，注意调节情绪，利用自身经验，倾听他人意见等，都能为我们改变自身创造大大小小的契机。这也是很多科学研究后得出的结论。所以我想要尽可能地去宣传这些方法和知识，让更多的人能够做出"让生命感到愉悦的选择"。

健康，对于有的人来说也许是人生中最重要的东西，对于有的人来说也许是实现理想、达到目的的手段。不管健康是目标还是手段，它都像"和平"一样，是众多人为了好好活下去的愿望之一。除非是已经失去或即将失去，否则我们很难意识到健康的珍贵与重要。但是，我们要知道，我们降临到人世间本来就是奇迹，而在人世间存活下来更是奇迹中的奇迹。

因此，我希望我们都能有效地利用这些极为有限的机会，尽可能地长时间保持健康状态，即使是生病的人或处于非健康状态的人也能够尽可能地向着健康靠拢。

日常生活中的每一个选择积累成我们的行为，这些大大小小的行为又积累成我们的习惯，而习惯的反反复复则累积成我们的人生。因此，思考健康问题，就是正视我们的生命，直面我们的人生。

大家利用宝贵的人生时光来阅读本书，我在此由衷地表示感谢。如果本书能帮助大家改善行为习惯，成为大家日常生活中的助力，我将感到非常荣幸。我祝愿越来越多的人能够善待被恩赐的生命，能度过健康的、平和安稳的人生。我会与大家一起努力前行。

林英惠

2023 年 2 月

致　谢

在撰写本书时，无论是工作上还是生活上，我都得到两位教授莫大的帮助，他们是哈佛大学公共卫生学院的河内一郎（Ichiro Kawachi）教授和维斯瓦纳思（kasisomavajula viswanath）教授，两位教授既是学院的顾问，也是我的导师。我与两位大家相识相交已有 15 年之久。河内老师对整本书给予了详细的建议，并且耐心地阅览了原稿。维斯瓦纳思老师在本书的概念、结构和细节方面都给了很多详细的意见。从相遇开始，与他们度过的时光以及与他们一起做研究带来的刺激，都是我人生路上的珍宝。今后，我依然期待与他们共事，享受与他们在公共卫生领域的旅途经历。

我还要感谢为本书做推荐的统计学家西内启先生。他是与我为"建立健康社会"而一起奋斗的同志。我们共同品尝过这个领域的酸甜苦辣，能与他一起感受这些不同，我内心十分感激。西内先生也从头到尾阅览了本书，给予我很多宝贵的意见。

同时，本书也得到了很多其他专家的协助。我的专业是健康领域中的"改善人的行为习惯"。本书的核心概念是"了解所有有关健康习惯的问题"，因此除了"如何改变行为习惯"的内容外，还需要加上

"需要改善哪些方面的什么行为"的内容。比如说，提到膳食，离不开营养流行病学（吃什么好的问题），提到锻炼身体，离不开运动流行病学（如何运动好的问题），等等。对于超出自己专业领域的知识，即使写到最后依然有让我烦恼的地方，但是为了让读者能够只靠这一本书就能行动起来，那么书中必须要有实实在在有关行为习惯的东西。

剑桥大学的今村文昭老师花了几年时间帮我审阅《膳食》一章的内容，并给予我很多宝贵的指导。在学术上，饮食领域的科学依据非常复杂，而且在不断更新，为保证本书内容与实际情况不出现什么差池，今村老师就内容与我进行的沟通次数也是数不胜数，我也得到了他众多的宝贵意见。他自始至终都在为我的目标加油助威，让我能顺利地写下这本基于科学依据的、有关健康习惯的书籍，在此，我由衷地向他表示感谢。

世界卫生组织的山本莱茵老师从食品安全的角度为本书第 4 章"有机食品"部分给予了很多有科学见地的宝贵建议。东京大学的镰田真光老师也对书稿运动流行病学方面的内容进行了审阅。每当有新的指南出现时，他就即时帮我确认相关内容，并指导我如何简单易懂地向日本人阐释海外运动流行病学的科学依据。从全书角度给予医学方面指导的有东京医科大学的小林大辉老师，产业医科大学藤野善久老师在《睡眠》章节也给予了宝贵建议，在此表示由衷的感谢。还有本身就是医生，且熟悉世界卫生组织等国际性公共卫生学领域的现状，通晓日本各类保健医疗措施，同时在日本厚生劳动省任职的鹫见学老师，也从全书整体给予了宝贵意见。有幸遇到各位老师，获得宝贵建议，但最终做出判断的是我，因此我是本书所有问题的第一责任人。

本书也包含了我在现实世界中学到的各种各样的东西。感谢我工作了 14 年的 IPG Health 公司的主管约翰·卡希尔（John Cahill）先生，还有日本麦肯健康（McCann Health Japan）的董事长横川淳一先生，有了两位的协助，我获得了与各国政府和国际机构等组织一起工作的机会。菊池可南子女士协助我进行了文献列表的制作。离开麦肯之后，我还能与他们在各个项目上共事，我感到非常高兴。

我还要感谢日本教育和研究的基地——庆应义塾大学的小熊祐子老师、东京医科齿科大学的藤原武男老师，为我设立了进行日本学术活动的场所。感谢京都大学学学院的近藤尚己老师，让我有幸能与他参加各种工作项目和活动。

感谢太平洋联盟行销公司（Pacific League Marketing Corporation）株式会社根岸友喜社长、株式会社 SnowRobin 的平山太朗社长、广冈彰文先生，还有上面提到的镰田真光先生，多亏了你们，我才有机会通过太平洋职棒每日步数的 App，将研究结果与实践联系起来，践行自己改变社会的目标。

我还要感谢美国纽约的亚洲协会（Asia Society）（Asia21 项目）以及费城的艾森豪威尔基金会 (Eisenhower Fellowships) 的各位人士，感谢你们的跨国互联网基地，让我有机会接触怀抱理想信念的领袖们。还要感谢让我有幸获得研究基金的明治大学伊藤刚老师、我的哈佛大学的同级校友、京都大学研究生院的客座教授山本康正先生、加利福尼亚大学伯克利分校哈斯商学院首席技术专家桑岛浩彰先生。有了他们的协助，让我得以与全世界的企业家、商务人士以及政治家等建立了互联网的联系。今后我也将以全世界为基点来思考问题，也非常期待在各个方面与这些老师一起共事。

在创立 Down to Earth 株式会社的过程中，我得到了日本香取市当地朋友的各种帮助。其中还有以石井良典社长为代表的石井工业株式会社的各位朋友们、小坂伦久先生、佐原屋的高谷正弘先生、皋月的冢本洋一、新上川岸区的朋友们，无论是工作上还是生活上都给了我温暖友好的支持。我也非常期待与 Omnicom Health Group 的荒木崇先生、株式会社 SEN 代表各务太郎先生、株式会社 HONNOW 谷村纪明先生一起，从各种不同的角度提升人们对公共卫生的关注度。

我还要感谢公司的会计桥诘悠一先生、负责总务的大竹美智江女士、调查员足立里穗女士、长泽知魅女士，还有与我一起共事的各位同事，有了他们，我才能带着愉快和感恩的心情度过每一天。

我还要感谢给我带来良好身心状态的 Sun and Moon Yoga 瑜伽班的莱莎·洛维兹（Leza Lowitz）老师、纽约 Abhaya Yoga 瑜伽班的库拉·格拉泽（Tara Glazier）老师、RERUX LABO 的山本功院长，他们教会我如何关爱身体和心灵。我还要感谢作为烹饪老师的母亲饱含深情的米饭、烹饪班里栽培的美味新鲜的农作物。还要感谢阿吉肯·安科丽（Anike Aclige）女士、艾米·安索尔特（Amy Earnsalt）女士、泽田佳代子女士、小泽珠美女士、成田麻衣子女士、高村祐介先生、平山友纪子女士、栗林里江女士、下田哲广先生等很多朋友们对我的生活和工作的支持，感谢他们，有了他们，我才能不断前进。

在本书的编辑上，从构思开始后 7 年时间内，Diamond 公司书籍编辑局第 4 编辑部土江英明先生一直耐心地、坚定地等待着完稿。在这里，我表示由衷的谢意。我也非常期待通过这位"魔术师"的笔触，究竟会给公共卫生的概念和研究会带来什么样的变化。我还要感谢 eliesu-book-consulting(埃利埃丝出版咨询)的土井英司先生，他长期在有关通过写书、宣传等书籍出版实现自我梦想和目标的方法上给了我很多指导。

我要感谢一直以来引领我前进的、现在已驾鹤西去的导师们，他们分别是早稻田大学的大畠英树恩师、原联合国职员北谷胜秀先生和昭子女士、株式会社 hopes-ise 野村瑠璃子老师。还有长期支援我在波士顿的生活的姐妹真理子女士，因为有他们，才有了现在的我自己，这一点我是永远无法忘记的。我还要感谢日本涩谷教育学园幕张中学

278

校的田村哲夫学园长、田村聪明校长、当时的班主任笹川庆喜老师、增山雄大老师、吉田秀之老师，感谢他们为我的人生铺上了以广视角观察事物的底色。

然后，我还要感谢在执笔此书过程中离开我的四位至亲，我最爱的祖父母和外祖父母，没有他们就没有现在的我。虽然遗憾他们未能看到铅字成稿，但是我相信他们一定在天上读着这本书。我还要感谢远在美国的公婆对我的支持，他们让我更有信心，更有底气。还要感谢无论什么时候都陪伴在我身边的爸爸妈妈和妹妹一家人，还有我的大叔母和犹如亲姐姐一般爱护我的表姐妹，对他们的感谢之心我无以言表。还要感谢我的丈夫，温柔善良的大卫先生。能与他相识相知，并有了爱情结晶，这是人生对我的最大馈赠。成为一位母亲，让我能从更深刻的角度来看待自己的人生和公共卫生领域。还要谢谢我的宝宝，他虽然还是个小宝宝，但却是这世界上无与伦比的珍宝，是我无论处于哪个境地都能从容面对的最大理由。我真心地感谢自己的家人。

最后，我要感谢阅读本书的读者朋友们，让我向你们再次表示由衷的谢意。如果这本书能够给你的人生带来哪怕一丁点儿的变化，也是身为作者的我至高无上的喜悦。每一个人的健康才能成就众人健康的社会。我希望您自己、还有爱着您的众多人士，都能度过健康、幸福的人生。

注：本书参考文献部分，请关注"联合低音"微信公众号，回复"百岁培养计划参考文献"即可获取。

"联合低音"微信公众号